はじめに

看護実践から学びを拓く

　医療現場は医療の高度化、複雑化はもとより患者の高齢化や抱える問題の複雑化、単身者の増加や家族力の低下が顕著であり、安全管理とも相乗して看護師の仕事は複雑になるばかりです。そのような中で、看護師は日々懸命に看護を提供しています。

　私の周囲にいる看護師たちは、忙しさの中、「何もできなかった」「そばにいることしかできなかった」「どうすればよかったのか」など、自分たちの看護に自信がもてない言葉が多く聞かれていました。私は彼女たちの実践をそばで見ているので、自分たちの看護をもっと、ポジテイブにとらえていいのではないかと感じていました。

　そこで、看護師たちと事例を振り返る場をもち「私たちは看護師だから、患者さんに行った行為には、必ず看護が存在するのです。何もしていないわけはないでしょう。まず、自分たちが何をしたのかを振り返りましょう」と伝えました。私にはこれまでの研究や経験から、１人ひとりの看護実践にはすぐれているものがあるとの確信がありました。

　ある看護師の印象に残った場面を記述し分析する過程を共有し、仲間の看護師と検討しました。看護師は自分たちが行った看護に意味を見出し、「救われた」「自分たちの看護を認めることができた」と生き生きと語りました。

　その時に私が大切にしていたことは、看護を科学的なプロセスのもとに保証し合うということです。簡単に言うと、日々実践している何気な

い看護を一定の方法を用いて、それまで気がつかなかった看護の意味や価値を見出し、次の看護につなげていく方法を身につけることです。

　看護師は豊かな看護経験をもっているので経験から学ぶ方法を知ることによって、やりがいや自信につながり、ひいては看護の信念の育成につながると考えたからです。

本書の目的

　このように看護師は毎日、病気をもつ人びとのそばにより沿い、少しでも質の高い看護を提供するために労を惜しまずに学んでいる姿があります。しかし、看護経験を積むことで自動的に経験から学び、熟練した看護実践ができるようになるかというとそうではなく、経験から学ぶためにはそれなりの能力が必要になります。本書はより質の高い看護を提供するために、看護経験を振り返るプロセスを学び、そこから得た学びを次の実践に生かしていくことを目的としています。

　本書の第1部では、看護師が経験を積むこととはどういうことかを私の経験から考えて実践してきたことを記しました。その後に、デューイから始まるリフレクション[註1]の歴史的背景とその方法をまとめました。

　続く第2部では、その考え方や方法をもとにして、私の仲間である駿河台日本大学病院の看護師たちが実際に事例研究的にリフレクションを行った11事例をさらに再構成しました。

　各事例は"看護師の語り"によって紹介されています。それは、埋もれている看護現象を明らかにすることにも意味があると考えたからです。そして、語られた事例をリフレクションの実際として、何気ない看護実

践に潜む看護の価値や意味をどう導いていけばいいのか、その醍醐味と
看護の深さを実感していただけるように展開させて解説しています。

求められる経験から学ぶことへのサポート

　私は看護師たちとのこのようなかかわりから、看護の仕事は実はある
意味において孤独な仕事ではないかと思うようになりました。その理由
として、チーム(交替制)で仕事をしているので、自分のケアが患者に
どのようなアウトカムをもたらしたのか評価しにくいこと、ケアは患者
や家族以外は誰も見ていないこと、さらに看護師の判断やケアの価値は
かたちや記録に残らないことなどがさまざまに上がってきます。

　看護師と共に事例を検討するプロセスから、1つひとつの事例を丁寧
に検討し合うことはお互いの看護を認め合うことであり、支え合うこと
であると実感しました。経験からの気づきを得るためにリフレクション
を行うことに価値を見出し、一緒にリフレクションを行いうる指導的な
立場の人びとにも、リフレクションを価値あるものとしてとらえ、看護
師を支えてほしいと願っています。

東めぐみ

註
1)リフレクション(Reflection)の定義については、p.28 囲み記事および第1部第2章を参照。本
　書ではこの言葉の多義的な意味を考慮し、訳語を使用せずカタカナ表記としています。

第1部

看護とリフレクション

　患者にたいして「何もできなかった」「そばにいることしかできなかった」「どうすればよかったのか」という看護師の言葉は、どうして発せられるのでしょうか。そして、日々の実践の中から看護の意味と価値を見出し、次の看護につなげていくには、どうしたらいいのでしょうか。

　こういった問題と向き合うには、実践した看護を振り返り、内容を記述し、何らかの理論などを基盤に仲間とともに分析と解釈を行うことが必要です。この過程を踏むことで複雑な現象を解く考え方が身についていきます。第1部では、臨床の実践を振り返る探究的な方法の1つとして、「リフレクション」という概念について詳述します。

第1章
看護師が経験を積むということ

1. 看護実践と看護経験

1. 看護経験を通して学ぶ

　私の周囲にいる多くの看護師は研修やセミナーによく参加しています。勉強熱心であり、知識を得たいと考えていることが伺われます。私も若い頃、日々の仕事をしながら、日勤の終わった後や休みを削ってセミナーに参加していました。知識を得ることが実践を深め、看護のやりがいを感じることにつながるのではないかと願っていたのです。

　しかし、頑張って参加したわりには満足感は得られず、また自分の実践がよりよくなったという実感にも乏しく、いつも何かを求めて渇望していたという記憶が残っています。

　1つの部署での勤務が4、5年経つと、おおよその仕事はできるようになります。新しい役割としてその部署でのリーダー的な仕事も担い始めるのですが、肝心の看護実践がどのくらいのレベルにあるのか自分1人ではわかりにくく、実践を深めていくにはどうしたらいいのかがみえにくくなります。

　そういったことによるのでしょうか、「声をかけることしかできない」「そばにいることしかできない」「私たちは何もできなかった」と、ネガティブに表現する看護師の声を多く聞きます。患者から「あなたたちが

いてくれて心強かった」というような、ケアに対する高い評価を受けていても、「私たちは……を行って患者さんのそばにいた」と自分たちが行った看護を、なぜ、自信をもって表現しないのでしょうか。

　私は看護師たちの「声をかけることしかできない」「そばにいることしかできない」という言葉に、私自身の若い頃の渇望感を重ねてしまいます。「私たちは看護師なのだから何もしていないことはないはずです。自分たちがどのような看護を行っているのか、明らかにしましょう」と言い続けて、看護の振り返りを行ってきました。

　すると、看護を振り返ることによって、看護師たちが「私たち、こんなにすごいことをしていたんですね」「患者さんの面会前の整容には、社会的な役割を支えるという深い意味があったのですね」などと、自分たちが行った看護の意味をとらえ、看護の価値を感じることができるようになりました。なにより、「看護を振り返ることによって私自身が救われた」という言葉がありました。

　このような経験から、私は看護師にとって知識を得る講義形式のセミナーだけではなく、経験しながら看護実践を深めていくことが必要であり、やりがいにつながるのではないかと思うようになりました。

　しかし、私もかつてはそうでしたが、４、５年の経験を積んだ看護師たちでも看護実践を言葉にして表現することが不慣れです。何か印象に残った事例はないかと聞いても、「普通にやっているので特に話すことはありません」と首を振ります。あるいは「何を話せばいいのでしょうか」と尋ね返されます。患者の状態をどのようにとらえて、それをどう判断したかなど、頭の中で行っていたことは、意識されることがあまりないように感じました。

　それは、いつも当たり前に看護を実践しているので、実はすぐれた実践を行っていても、１人では気がつきにくいからなのです。いい看護をしているのに、私にはそれがじれったくて仕方がなく感じます。

　「そばにいることしかできなかった」ではなく、「そばにいることがその人にとって必要な看護であった」と看護の価値を見出すことによっ

て、「次はこうしよう」と次の課題が明確になり、看護がより発展します。何より患者にとっては、自分に行われた看護が、看護師によって肯定されなければ頼るものがなくなってしまうことなのです。

　「私（看護師）がこのように患者に……のケアを行ったことは、このような理由があり、その患者にとってこういった意味があり、それによって患者はこういう言動をした」というように、自分が行った何気ない行為と、その後の患者との相互のやり取りを言葉で説明することができれば、忙しく流れている医療の現場の中で、看護師も患者も自分が存在していることの意味を見出すことができると思います。

　このような経験を通して私は、次の3つのことを学んできました。1つは学んだ知識と自己の実践と結びつけ、考えながら看護を行えるようになる必要があること。2つには、看護を言語化して説明（話すことが）できるようになる必要があること、それには自己の実践を振り返り、次の実践につなげることができる力をつけること。そして3つめとして、看護経験を通して看護師個々が、自分の行っている看護の価値や意味を「実感」できることです。

2．看護経験とは何か

　看護師は国家資格を手にしたときから生涯、看護を行い続けます。私がかつて新人看護師として、はじめて配属された循環器科・内科病棟には30年に及び、看護を実践してきた「ベテラン看護師」がいました。その看護師と一緒に夜勤を組むと、忙しいときでもスムーズに仕事がはかどり、ナースコールが少なく、また、その看護師のラウンドの後に病室に入るときちんと寝具が整っていて、「すごい」と感じました。この看護師は患者からの信頼も厚く、私もそんな看護師になりたいと心から思いました。

　しかし、一方で、看護経験を長く積んだからといって、誰でもが熟練した看護実践を行うことができるとは限りません。

ベナーは経験を「経験とは今、目の前で起こっている現象を過去の体験や既存の知識を活用して新たな状況に対応すること」[1]と、説明しています。

　では、経験を積むとはどういうことか、採血の例で考えてみましょう。採血をはじめたばかりの新人看護師は、その手順をマニュアル通りに行います。しかし、多くの患者に採血を行っていくということは、患者の年齢や病気によって皮膚の張りが違うことや、血管の走行にかなりの個人差があることなど、毎回違う状況に遭遇することになります。やがて、成功体験や失敗体験を積むうちに、どうやればうまくいくのかということがだんだんわかってきます。

　例えば、これは私の経験ですが、《高齢者の場合は、30代の壮年期の男性とは違って、血管が動きやすく、もれやすいので、皮膚をしっかり伸展させるとよい。その際、針は血管の真上からではなく、数ミリ脇から血管に沿って刺入するとよい》といった「コツ」が積み重なってきます。

　このことは、それまでの「一般的な」採血の経験では適応できない「高齢者の採血」という状況において「皮膚の伸展をしっかり行う」という、新たな「実行可能な方法」を見出していることなのです。

　そして、次の採血のときに、新たな「実行可能な方法」が知識となって、目の前にいる患者の採血をうまく行うにはどうしたらいいかという、新たな状況に活用することができるようになります。こういったことの積み重なりが経験なのです。

3．熟練した看護実践と看護経験

　採血の例で示したように看護師は、行為を繰り返し行いながら患者の状況に対応しながら経験を積み重ねています。こう考えると看護師であれば誰でも、このような行為を行っているわけですから、長い時間、看護師をしているほど経験が豊かになるので、熟練した看護実践につながると考えがちです。しかし、ベナーは長い年月の看護経験が、必ずしも

熟練した看護実践にはなるとは限らず、経験の質が大切であると述べています。そこで、まず、熟練した看護実践について考えてみましょう。

　ベナーは個々の優れた看護実践を通し、初心者（Novice）・新人（Advanced　Beginner）・一人前（Competent）・中堅（Proficient）・達人（Expert）の5段階に看護師の技能を区分しています[2]。それまであいまいだった看護師の仕事を、技能と経験を経て文脈から学び、状況から判断ができる技能をもつことができる仕事であることを明確に説き、カナダや米国、オーストラリアなどで多く支持されてきました[3]。

　この考え方の特徴は5段階の技能が単なる積み重ねではなく、原則論を用いて行動する新人の段階と、経験に基づいて状況をとらえて実践する中堅の段階では、明らかに質的な飛躍があると考えられていることです。経験を積むことによって看護師は、新人から中堅、達人へと熟練した看護実践が行えるようになります。そのためには「経験に基づいて状況をとらえて実践する」ことが必要であると考えられているのです。

　ベナー[4]によると熟練した実践とは、「刻々と変化する状況を予測し、基準を頼りにするのではなく、臨床での積み重ねの中から考えていくシステムをもち合わせ、患者にとって重要なことは何かを推論して、その人の状況に合わせた実践」であると説明されています。

　そして、熟練看護師は、観察を通して患者の生活行動能力や病状の変化を把握して、時と場に合わせたモニタリング機能を行っていること、さらに、患者の生きてきた生活過程や体験を理解したり、患者の変化を意味あるものとして言語化して返したりといったケアを行っていることも明らかになっています[5,6]。

　熟練した実践とは、「患者の望むペースを尊重し、患者なりの文脈を理解しつつ、専門職としてかかわるタイミングの判断をして、患者の状況にあったケアを意図的に行うこと」であると考えることができます。

　熟練したケアを行う看護師とは「たまたまやってみたらうまくいった」というのではなく、行う前からある程度のよいアウトカムを予測して、それに向かって意図的に行為を行い、また修正を行うことのできる看護

師なのです。

2．看護経験の質とは何か

1．直接的な経験と内的な経験

　では、経験の質について考えてみましょう。デューイによれば、経験は、２つの側面から説明することができます[7]。１つは、身体を通して直接的に現象に関与する直接的な経験、そしてもう１つはその経験が、その後の経験にどのような影響を与えるかという内的な経験です[8]。

　直接的な経験として、看護師はだれでも看護を実践し、経験を積んでいますが、その経験によってどのような効果がもたらされているのかは、表面に現れにくく判断も難しいと考えられています[9]。

　１つの部署に慣れた看護師が抱く倦怠感のようなものは、自己の看護実践の効果が実感しにくくなることにつながっていると考えられます。また、看護師はチームで仕事をしているために、自分の行ったケアがどのように患者へ良いアウトカムをもたらしているのか、個々の看護師にはわかりにくいのです。

　つまり、直接な経験である看護実践を積むだけでは内的な経験は深まりにくいのです。内的な体験を深めるためには、直接的な経験である看護実践を言葉で表現し、どのような看護であったのかを検討し、考えていくことが必要なのです。

　このことから、内的な経験を深めることによって、直接的な経験である看護実践に質的な変化を及ぼすことができると考えられます。そして、直接的な経験である看護実践を行い、また、内的な経験として、行った看護実践はどのような看護であるかを振り返り検討するという、この繰り返しが、直接的な経験である、いま経験している看護実践の内容を今後の看護に生かしていくことにつながるのです。

　経験の質を高めるには直接に経験した看護を分析・解釈して、そこか

ら看護実践の意味や価値を導き、法則などを得ることが不可欠であり、その学びによって、さまざまな状況に対応できる熟練した看護実践を行うことにつながるのです。

2．看護経験の質を高める意義

　看護師が、自分たちの行った看護をネガテイブに表現することについて最初に触れましたが、そのような看護師たちのそばにいて私は、看護師が自分たちの実践に自信をもつにはどうしたらいいかを、ずっと考えてきました。そして、看護実践を通して、何らかの"学び"を得ることができる力をつけることができれば、自信をもって「このような看護を行った」と、説明できるようになるのではないかと気づきました。

　実践を通して"学び"を得るには、そこに起こっている現象を探求的に見ていく力が必要なのです。実践から"学び"を得る力をつけることによって経験の質が高まり、日常の何気ないケアに深い意味があることがわかり、看護師としての信念が深まると思うからです[註1]。

　スザンヌ・ゴードン[10]は「看護婦たちは教育されているのだ。彼女たちは生まれつき看護婦だったわけではない」と言っていますが、私は、実践から学びを得ることができる看護というものは、看護師である限り一生をかけて深めることができる仕事であり、また自分の一生を賭けるに値する職業であると信じています。

3．看護経験を積むことの閉塞感

　経験を積むことの限界も存在することを、私たちはこれまでに経験してきています。看護経験の質を高めることによって、看護師は今、目の前に起こっている状況に即座に対応できる力がついていきます。しかし、自分の積んできた直接的な経験には限界があり、目の前の状況に適切に対応ができるかというと、必ずしもそうでもないことを多くの看護師が

実感しているのです。

その状況が自分の経験から得た能力で対処できる範囲を超えていると、看護師は状況に対応することに困難さを感じることがあります。

何より、看護師は日常的に時間に追われながら身体を動かしているために（しかも決まったタイムスケジュール通りにいくことはほとんどなく、毎日、突発的に起こる何らかの事柄の対処に追われている）、立ち止まって考えることに価値を置けなくなることもあります。

また、状況に応じて身体が即座に反応するため、今まで培った方法で物事が進まないと「面倒」という感覚や「うまくいく患者が多い中で困った患者」という反応が生まれます。経験を積むことによって、状況に対応するのではなく、自分自身の考えを判断の基準としてしまい、一方的に物事や患者を決めつけてとらえてしまうことに気がつかなくなるのです。

私自身にもそのような経験がありました。ある肝がんの患者さんの状態が徐々に悪くなり、肝性脳症を起こし始めました。そのとき、私にとって「手に負えない」現象に戸惑いを感じました。当時の私には「点滴を抜かないようにするにはどうしたらいいか」といった、目の前で起こっている事柄に対して対処するだけでもう限界で、患者の体験にまでは近づけないでいました。そして自分たちの手に負えなくなると「また、点滴抜いちゃったんですよ」と点滴を抜いたことが、患者に責任があるかのように表現したのでした。

これは、「よくあることなのだが実践家は〈行為の中の知〉というカテゴリーに合わない現象には選択的に注意をむけないことを学び、退屈やバーンアウトに苦しみ偏狭さと頑固さの結果としてクライアントを苦しめるだろう」[11]といわれていることです。このような閉塞的な状況から一歩前進するために、自己の実践を振り返ることができる力が必要なのです。

註
1）ショーンは「行為の中で省察する時、その人は実践の文脈における研究者となる。すでに確定した理論や技術のカテゴリーに頼るのではなく、独自の事例について新たな理論を構成している」（『専門家の知恵』p.119）と述べています。

引用・参考文献

1）パトリシア・ベナー：ベナー看護論——達人ナースの卓越性とパワー，井部俊子他訳，医学書院，2000.
2）前掲書1）.
3）シオバン・ネルソン：スザンヌ・ゴードン：ケアの複雑性——看護を再考する，井部俊子監修，エルゼビア・ジャパン，p.94-119，2007.
4）BENNER, P：臨床知識・臨床研究・エキスパート臨床実践，看護管理，4（5），p.282-288，1994.
5）萱間真美：精神分裂病患者に対する訪問ケアに用いられる熟練看護職の看護技術——保健婦，訪問看護婦のケア実践の分析，看護研究，32（1），p.53-76，1999.
6）東めぐみ：糖尿病看護における熟練看護師のケアの分析，日本糖尿病教育・看護学会誌，9（2），p.100-113，2005.
7）田村由美・津田紀子：リフレクションとは何か——その基本的概念と看護・看護研究における意義，看護研究，41（3），p.171-181，2008.
8）松尾陸：経験からの学習——プロフェッショナルへの成長プロセス，同文館出版，2008.p.87.
9）前掲論文7）.
10）スザンヌ・ゴードン：ライフサポート——最前線に立つ3人のナース，勝原裕美子・和泉成子訳，日本看護協会出版会，2002.
11）ドナルド・ショーン：専門家の知恵——反省的実践家は行為しながら考える，佐藤学・秋田喜代美訳，ゆみる出版，p.19，2003.

第2章
リフレクションと看護

---

1. 看護実践とリフレクション

1. 事例研究的に取り組んだリフレクション

この章では、リフレクションを行うことができる看護師になるためにはどうしたらいいのか、その実際を考えていきたいと考えます。

私が臨床で働く看護師と一緒に、看護研究に取り組むようになって、10年が経とうとしています。この間、私が一貫して貫いているのは、発表のためや義務感から取り組むのではなく、看護師自身の明日の実践を深め、看護に対する信念を積み上げ、ケアの質の向上を目指すことを研究の目的としました。

私が取り組みを始めた当初、看護研究とは、看護師たちにとって順番が来たからやらなければならない通過点でした。とりあえず何かをまとめて、発表すれば終わりといったものだったのです。

臨床の看護師は豊かな経験をもってはいますが、系統的に看護研究の方法を学んだり、行ったりした経験者は少ないので、研究者のような精密な研究は望めません。しかし、豊かな経験をもっている、あるいはいつも臨床現場にいるという強みは研究者の比にならないのです。それならばその強みを最大限に生かして、自分たちの実践の糧になるような「看護研究的な取り組み」を行おうと考えたのです。

その1つとして、事例研究を取り上げました。実際に実践した看護を振り返り、その看護の内容を記述し、何らかの理論などを基盤に仲間とともに分析と解釈を行い、自分たちの実践の意味や価値に気がつく。そして、その過程を踏むことで複雑な現象を解きほぐす手立て（思考過程）を身につけ、実践をしながらその実践から学びをつかみ取る力をつけることを一番のねらいとしました。それは、実践から学びを得ることができる力をつけると、日常の何気ない看護に深い意味があることがわかり、看護師としての信念が深まると考えるからです。

　私が目指してきたものは、直接的に学問の発展のために新しい知見を得ることではありません。多くの看護師たちと取り組んできた事例研究とは、実際はリフレクションなのではないかと考えています。

　リフレクションは臨床での実践を振り返る方法として、十分に探求的です。この方法を通して私の身近にいる看護師は、日々の何気ない看護実践に潜む臨床の知を記述してきたとも自負しています。

　さらに、リフレクションによって得た学びを実践にどう活かすかが、次の課題でした。そこで、リフレクションの内容やそのプロセスにおける体験を語るという、「リフレクションをリフレクションする」場を創造しました。

　その場は、研究発表とは違った味わいのある場となりました。ささやかながら、1人の看護師によるリフレクションでの学びが、他の看護師の実践にリレーされていく豊かさを味わうことができたのです。

　まだまだ発達途中ではありますが、この取り組みが看護師の実践能力を高めることにつながり、看護師の行うリフレクションに価値が置かれ、臨床の知を集積していく1つの方法として臨床での知識を体系化する一助となればと期待します。

2. リフレクションとは何か

1. リフレクションの歴史的背景

リフレクションとは1900年代の前半に、デューイによって「そのひとの信念の根拠を評価すること」と定義され、その後、ショーンらによって広められた概念です[1]。

デューイは教育哲学者であり、人が学習したり、成長したりするための中核になるものとして、経験の重要性を述べています。経験が重要なのは、不確かな状況の中で「うまくいくまで、あれこれやってみる経験の中に暗示されていた思考が明示される」からであり、「思考は探求の過程であり、事実を調べる過程であり、調査の過程である」という概念を打ち出しました[2]。

このことをデューイは〈経験における熟慮（リフレクション）〉と説いています。これは、経験の中から生まれる知識というものがあり、人はなかなかそれに気がつかないために、意識して経験を積んでいくことによって、その知識に気がつき、身につけていくことができるという考え方です。

つまり、経験から得られる知識を身につけていくために、意識して経験を積んでいくことがリフレクションであるのです。

ショーンは、デューイの「知識は実践から生まれる」という思想に、強く影響を受けたといわれています。彼の考えの根底にあるのは「変化の哲学」の探求です。経験から学び、その学びによって実践の質的な変化を促し、新たなものを創造するリフレクション[注1]は、ショーンの思想の根幹です[3]。

この考えは、ゆるぎない法則や安定性を求める従来の実証主義[4]の考え方に対して、「人は一度たりとも同じではない」という、変化こそ実在であるとの古代の哲学に源を発する考えなのです。

ショーンは、1900年代後半、米国社会が高度テクノロジーの発展や、

経済的変化などに直面している時代に、技術や道具と社会変革の中心を担う専門職のあり方と教育に焦点を当てました。そして、1980年代にショーンは、専門家像の新たな方向性を示しました[4]。それは、従来の技術的熟達者に対する〈反省的実践家（Reflective Practitioner）〉という専門家像でした。

　技術的熟達者とは「現実の問題に対処するために、専門的知識や科学的技術を合理的に適用する実践者」のことです。これは理論と実践という二項対立的思考に基づいています。私たち看護師に隣接する医師を考えると理解しやすいと思います。

　医学の世界は、基礎、応用、臨床と階層分化が作り出されることによって、専門が細分化されたのは周知の事実です。しかし、細分化された専門知識と技術の適応では、例えば、慢性疾患や複数の病気をもつ患者が抱える複雑な問題などは、解決が困難になってしまいました。

　これに対して反省的実践家は、「専門性とは活動過程における知と省察それ自体にあるとする考え方であり、思考と活動、理論と実践という二項対立を克服した専門家像」であるといわれています。反省的実践家像は、医師などの専門性と違って、行為をしながら（経験を積みながら）、探求としての思考を行う専門家と考えられ、教師や看護師、介護士などの専門家をさしています。

　米国の看護教育者たちによって、リフレクションは専門職として求められる実践力を育成させる教授法であると考えられるようになり、学習の道具として取り入れられました[5]。専門職の教育として「高度な実践に必要な知識とスキルの育成のための機会を学生に提供するべき」であり、さらに、「実践で行動を起こすためだけのものではなく、リフレクションを通して実践から学ぶことができる能力」をもった看護師の育成が目的とされたのです。

　日本の看護基礎教育では、リフレクションの考え方を学習の道具として取り入れられた報告があります。臨地実習の中で行うことによって、学生の実践の道具として効果が表れると考えられています。「リフレク

ションは思考のスキルであり、トレーニングすれば身につけることができる」と、教育可能であると一般的には考えられていますが、反面、定着が難しい現状があり、教員がリフレクションの価値に気がつく必要性が述べられています[6]。

　看護の世界で注目された理由はいくつかあると思いますが、私は、専門家として、特定の領域で行為を行い、不確実で不安定で複雑な状況に直面するという看護師の働く場が関係していると考えています。

　つまり、看護師は似たような状況を経験してはいますが、同じ状況を経験することがない場で実践を行っているからです。看護学は医学と同様に、何らかの健康障害を有する人間が対象ですが、医学のように実態としての身体を対象としていないので、基準値がありません。ですから、専門的な知識をもとに技能として患者にケアを提供するときに、その患者の状況に沿った援助が求められます。状況に対応するために、経験を通して学ぶ方法を看護師は知っておく必要があるでしょう。

　看護学生にとって看護の経験は臨地実習の中で行われる限られたものですが、看護基礎教育でもリフレクションを学ぶことによって、時間はかかるとしても、臨床で経験を積むうちにその方法が必ず役に立つと思われます。一方、リフレクションを学んだ学生が看護師となって活躍でき、その成長を助けるためにも、臨床看護師が経験から学ぶ力をつけることがより重要ではないかと考えます。それは、ショーンの功績としては、これまで非科学的だと考えられてきた実践から生み出される知識を正統化し、その有用性を明らかにしたことだといわれています[7]。

　専門家としての実践者は実践の中でリフレクションを通して、自分の行為から学び、そして有効な行為を選び取ることができるということを明らかにしてくれたことを意味します。そしてこのことは、私たち実践者に、大きな勇気と力を与えてくれたといえるでしょう。

２．臨床看護師が行うリフレクションとは

　私たちは毎日３食の食事をします。その食事内容を全て記録する人は多くはないでしょう。ですので、夕食に食べたものを翌朝には思い出すこともなく、聞かれてもすぐには思い出せないことも多くあります。このように、人間は気にしていない物事に関しては、体験したことであっても「ああ、そういえば」という程度で済んでしまうのです。

　一方、ダイエットブームの昨今では、レコーディング・ダイエットという方法がはやっていますが、これは、自分が食べたものを詳細に記録していくという方法です。従来からあるセルフモニタリング法と同様だと考えられます。食事内容を記録することで、「自分の食事や健康に責任をもつことができる」と、ダイエットに成功した人が述べていました。記録することで自分が何をどのくらい食べているのかを確認し、ダイエットのために次の食事を意識することができます。これもリフレクションの１つではないかと思います。

　つまり、人間には思考して学習するという能力があり、リフレクションとは誰でもが本来もち得ている、学習するための能力であると考えられているのです[8]。

　しかし、前述したように、リフレクションとは、単なる振り返りや反省ではなく、意図的に「知識の本質に関する哲学的探求によって知識を

> ### リフレクションの定義[9]
> 　「経験によって引き起こされた気にかかる問題に対する内的な吟味および探求の過程であり、自己に対する意味づけを行ったり、意味を明らかにするものであり、結果として概念的な見方に対する変化をもたらすものである」
> 　「実践を記述・描写・分析・評価するために、また、実践からの学習の情報を得るために、実践の経験をふり返り吟味するプロセスである」

獲得していくプロセスの中で、入念に概念を練りあげ」、実践的な振り返りのプロセスを行うことであるといわれています。

　リフレクションはさまざまな研究者によって定義されており、明確な定義が行われていない現状ではあります。

　田村は「リフレクションは状況との対話をしながら、実践家が行動について意図的な選択を行い判断するために、経験を注意深く根気強く熟考するものであり、自己との対話を通して自分自身や自分の行為に意味づけをするプロセス」であるとしています[10]。

　私は田村の定義を参考に、臨床看護師が行うリフレクションを、学習のツールというよりも思考のプロセスとしてとらえ、「看護師が状況に沿った意図的な実践を行うために、一定の方法を用いて自己の看護実践を振り返り、実践に潜む価値や意味を見出し、それを次の実践に生かすことによって、さらに状況に沿った意図的な実践を行うためのプロセス」と考えています。

　看護師は患者の状況をとらえ、いったい何が起こっているのか探求し、行為を行います。そして行為に対して患者がどのような反応を示すかを確認して、次なるその状況を探求します。そうすることによって、判断を行うときに自分の知識や過去の経験や感情を考慮しつつ、自分をも探求していくからです。

3．リフレティブな看護師とは

　では、リフレクションを行うことができる看護師とは、どのような実践家をいうのでしょうか。現場を切り盛りする看護師たちは、目の前にある仕事を「こなす」ことで精一杯です。「看護がどうかより、今、ここをどう切り抜けるかしか考えていない」と、悲鳴にも近い声が私の周囲をめぐります。

　しかし、私はそんなときほど、自分たちが行っている看護実践を意味づけ、価値あるものとして立ち止まることができる看護師として、状況

に対応できる看護師であってほしいと考えています。そうしないと看護師は心身ともに疲弊するばかりです。

　看護師はある患者とのかかわりの場面において、今、この状況で何が起こっているのかを判断し、その状況に対応しようとします。この状況に対応しようとすることを〈状況との対話(conversation with situation)〉といわれています [11]。

　そして、看護師が対応する状況は止まっていることはなく、常に流動的ですので、それに合わせて看護師は実践しながら考えて行動をしています。そして、その対応(判断)はそのとき・その場で行い、これまでに培った看護経験や修得してきた知識などからの学びを瞬時に活用して、看護を行っていきます。これが「行為の中のリフレクション refrection in action)〉です。このように看護師は状況を判断して行動を行っていますが、〈行為の中のリフレクション〉を意識して行うためには、自分が行った実践を振り返る〈行為についてのリフレクション(reflection on action)〉のトレーニングを積むことが求められています。

　状況を判断し、行為をし、行為を振り返ることによって、次の行為を行い、患者のもつ本質的な問題に届く実践を行うことができる看護師が「リフレクティブな実践家」といえるのです(図1)。

4．「状況との対話」と「自己との対話」

　看護師は〈状況との対話(conversation with situation)〉を通して、〈行為の中のリフレクション〉を行い、また、〈自己との対話 (conversation with oneself)〉 [12]が必須であるとされています。

　看護師が実践を経験していく中には、さまざまな感情や思いが湧いてきます。そのような感情にはこれまでの経験や修得してきた知識なども関係します。自分が何を感じたのかをそのままにしないことが、経験としての質を高める貴重な学びになると考えられているのです。

　それは「状況との対話」を行うときに、看護師がどのような感情や思い

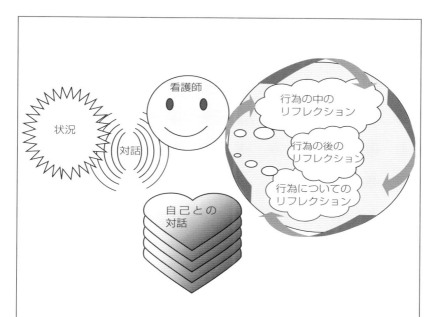

*「行為の中のリフレクション(reflection in action)」は「看護実践家が新たに出会う状況や問題を認識し、行為している中でそのことを考えるプロセス」を意味する

*「行為の後のリフレクション(reflection after action)」は、例えば1日の仕事を終えた後、電車に乗りながら気になった場面を、「これでよかったのか、ああすればよかったのかもしれない」「患者さんのあの言葉はどういうことだったのだろう」などと振り返ること

*「行為についてのリフレクション(reflection on action)」は「看護行為を後から思い起こし、分析し解釈することによって、ある特定の状況で用いた知識を明らかにするためにされる回顧的な吟味」である

図1　リフレクティブな実践家

(図1下の説明については、田村由美・津田紀子:リフレクションとは何か──その基本的概念と看護・看護研究における意義，看護研究，41 (3)，p.174，2008 より著者作成)

表1　リフレクションによって得ることができるもの

1）学習ニーズを明確にしていく
2）人としての個人的成長につながる
3）専門家としての成長につながる
4）習慣的な行為から脱却する
5）自分自身の行動の結果に気づく
6）観察に基づく判断から理論を構築していくことができる
7）不確実性の多い事柄を解決したり決定することができる
8）個人としての自己をエンパワメントしたり解放することができる

（田村由美・津田紀子：リフレクションとは何か──その基本的概念と看護・看護研究における意義，看護研究，41（3），p.171-181，2008 より著者作成）

をもったかが、状況のとらえ方に影響を与えるからです。

　つまり、自分が備えている信念や価値観、態度がどのように他者に影響を与えているのかを認識することが欠かせないのです。

5．リフレクションから得ることができるもの

　では、看護師はリフレクションを行うことで、何を得ることができるのでしょうか。

　看護師はリフレクションを行うことによって、「その状況でいかに異なる対処ができたであろうか、そして他のどんな知識が役立ったであろうか」[13]ということが探求でき、状況に適合した解決を行うことができるようになります。

　さまざまな状況に対応できる能力を備えていくことは、自己を啓発していくことでもあります[14]（表1）。自分で自分を高めていく力は、人としての自分を成長させることにもつながります。

　このことによって、実践を行いながら看護を探求することができ、何気ない看護にこそ、深い意味があることを実感し、物事の見方に変化を与えることができます[15]。それが看護を行う誇りや喜びにつながって

いくのです。

3. リフレクションの取り組み

1. Gibbs のリフレクティブ・サイクル

　リフレクションのプロセスはフレームワークとして、構造化された知的な活動であると考えられています[16]。

　リフレクションのプロセスはいくつか開発されています[17]。その 1 つに Gibbs のリフテクティブ・サイクルがあります。このサイクルは Stage 1 記述・描写 (Description)、Stage 2 感情(Feeling)、Stage 3 評価(Evauation)、Stage 4 分析(Analysis)、Stage 5 総合(Discription)、Stage 6 行動計画(Action Plan)によって構成されています（図2）（表2）。

　このサイクルの利点は、段階を追って学ぶことができること、しかし、必ずしも全ての段階を完成させる必要がないこと、何度もステージ 1 に

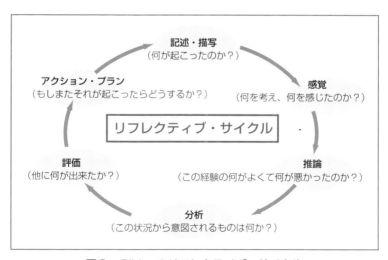

図2　Gibbs のリフレクテイブ・サイクル

（サラ・バーンズ，クリス・バルマン：看護における反省的実践──専門的プラクテイショナーの成長：田村由美他監訳，ゆみる出版，2005，p.123 より引用）

表2　Gibbs によるリフレクションのフレームワーク

Stage 1　記述・描写 (Description)
リフレクションしたい内容を記述したり語る
「描写すべきこと」
- その出来事はどこで起こったことか
- 自分以外に誰がそこにいたか
- 自分はなぜそこに居合わせ、何をしていたのか
- そこに居合わせた人はそのときに何をしていたのか
- その出来事の具体的な状況はどのようなものであり、そこで何が起こったか
- その出来事の中で自分自身はどのような役割でそこに居合わせ、他の人の役割はどうだったのか
- 結果的にどうなったのか

Stage 2　感情 (Feeling)
Stage 1で表面化せずに内面で起こっていたことを振り返る
「自分自身に問いかけてみること」
- その出来事が起こったときに自分はどういう気持ちになり何を考えていたか
- 何が自分をそのような気持ちや考えにさせたのか
- 他者の言葉や行動が関係しているのだろうか
- その出来事の成り行きによって、自分自身の感情がどうなったのか
- 今はどのような気持ちや考えになっているのか

Stage 3　評価 (Evauation)
何がよくて何がよくなかったのかを自分自身に問いかける
よしあしだけではなく、そこに起こった価値や重要性を考える

Stage 4　分析 (Analysis)
取り上げた状況を要素に分解し、探求する
「状況から意図されること、わかることは何かを探る」
- 何がよくなり自分が何を行うことでそうなったか
- 状況をよくするために他者が何を行ったか。よくなかったときには何をするべきであったか
- 自分や他者は何に貢献できたか
- そもそもなぜ、このような状況が起こったか

Stage 5　総合 (Conclusion)
自分の判断をもとに Stage 3とは違うものを見出す。自己の成長や他者の行動がどう影響し、寄与しているかを探求する。探求を通し自分自身に何ができたのかを問う

Stage 6　行動計画 (Action Plan)
ふたたび同じような状況に出会ったとき、どうするかを自分自身に問いかける
将来の行動を予測することで、一連のサイクルを終えるとともに、他の出来事の最初の段階に移行する

(田村由美・津田紀子：リフレクションとは何か──その基本的概念と看護・看護研究における意義，看護研究，41（3），p.177-179，2008 より著者作成)

戻ってよいことなどがあるとされています。

　そこで、このサイクルを参考に、もう少し看護の臨床に即した簡便な方法として：

　　1．患者の状態をもとに実践を記述する
　　2．その出来事から看護の価値や意味を考える
　　　　（1）どういう状況が起こっているのかを検討する
　　　　（2）起こっている状況を分けて考える
　　3．物事をありのままに見る──思考を中断する
　　4．理論と現象を照合して考える──帰納と演繹の統合
　　5．看護師としての自分と向き合う

という、①帰納的に看護を振り返り、それを②演繹的に分析、解釈を行い、さらに③看護実践に含まれる価値や知を看護師間で共有するという方法を使った取り組みを紹介します。

　ではリフレクティブな看護師として、看護実践を通して学びをつかみ取る力をつけるにはどうしたらいいのかを、具体的に次の事例を通して詳しく検討していきましょう。

２．事例研究的にリフレクションを学ぶ
──「手術はできない」と説明を受けた患者の事例から

●●事例紹介●●

　Ａさんは60代の男性で、口腔内腫瘍で入院しました。今回の入院は再発によるものでしたが、医師からは「手術はできない」との説明を受けていました。Ａさんは妻と長女と3人暮らしであり、長男は海外に出張中でした。
　Ａさんは入退院を繰り返す中ではじめからセカンドオピニオ

ンについて関心がありました。治療が思うように進まなかった
ことなどから医師への不満がみられました。しかし、一方で余
計なことを言って医師に嫌われたくないという思いも強くあり
ました。

　南看護師はＡさんと話すことが重要であると考えて、チーム
で時間を調整して、連日、セカンドオピニオンについて話を聞
きました。それは、長いときには１時間にわたりました。

　Ａさんの話の内容は毎回、似たような内容が繰り返されるこ
とが多くありました。しかしＡさんは誰かと話をしないと、不
安定な気持ちになりがちだということを察知し、チーム内で看
護師が話を聞く体制を取りました。

患者の状態をもとに実践を記述する

目的を明確にする

　南さんが取り上げた事例は、口腔内腫瘍で入院したＡさん（男性・
60代）がセカンドオピニオンを受けにいきたいという希望がありながら、
なかなかセカンドオピニオンを聞きに行くことができずに、看護師はＡ
さんの思いを聞きながら対応の難しさを実感していたという事例です。

　Ａさんは悩んだ末、セカンドオピニオンを聞きに行くことができまし
たが、南さんはＡさんがなかなかセカンドオピニオンを聞きに行くこと
ができなかったのはなぜか、また、「セカンドオピニオンを聞きに行く」
と意思決定するまでの看護師のかかわりを明らかにしたいという目的を
明確にしました。

看護記録を想起して実践を記述する

　南さんは看護記録を読み返し、時系列にＡさんの状態と言動が書かれ
ている箇所を抜き出しました。その内容を研究グループのメンバーで読

み合わせ、看護記録に残っていないＡさんの言動や看護師の思いを追加して記述していきました。具体的には、「このときはどういうかかわりをしたのか」「どういう気持ちだったか」「なぜそれを行ったのか」「Ａさんの反応はどのようなものであったのか」などの問いを看護師間で投げかけ、過去の実践を想起して記述しました。

このように、看護記録をもとに患者の状態に添って実践や看護師の思いをつけ加えていくと、記録には残っていない実践を豊かに描きだすことができます。その際、〈患者の状況を先に記述すること〉と〈行った看護行為に対する患者の反応〉をできるだけ詳しく記述すること〉の２点を私は重要と考えています

ウィーデンバック[18]は「〈援助へのニード (need for help)〉とは個人が求め望んでいる手段、あるいは行為であり、個人がそのときの状況にあってもっている要求に対応できる能力を取り戻し、さらにそれを高めていくための力となりうるものである」と述べています。

これは、患者が意識している、していないにかかわらず、自分でニードを満たすことができなくなったときに、はじめて他者の援助を必要とするために、看護師はそのニーズがあるからこそ、それに気がつき、何らかの行為を行うということです。

看護師は職業選択として看護師を選ぶときに医療や看護にかかわる何らかの体験をもっている人が多く、「病気の人に何かしてあげたい」という気持ちが強い場合が多くあります。「何かしてあげたい」という気持ちは大切ですが、この気持ちが邪魔をして、患者の状況を見極めることが意外と置き去りにされているのです。

専門職としての看護行為は看護師自身が「何かをしてあげたい」ということのみではなく、患者の状況の把握から「何が必要な援助なのか」を思考することから始まっていることを忘れてはならないのです。

その出来事から看護の価値や意味を考える

次に、南さんが書き上げた実践の記録をもとに、そこには何が起こっていたのかを丁寧に分析し、明らかにしていきましょう。

①どういう状況が起こっているのかを検討する
　「手術はできない」と医師から説明を受けたＡさんは、「悪いことは聞きたくない」と再手術を受けるか治療をしないで退院するか悩んでいました。「一番怖いのは手術して死んでしまうことで、それよりこのまま好きなことをして最期を迎えようかと考えてしまう」と話しました。
　また、医師との関係において「僕は古い人間だから上下関係や義理などは大切にする」と医師との関係を気にしながら、手術はこの病院ではできないとの説明を聞いた後に「先生は信用できない。やっぱり悔しい」と言うこともありました。
　Ａさんの妻は、Ａさんにどうしようかと相談されても「私は決められない。でも、何としても生きてほしい」という思いがあり、長女は「セカンドオピニオンに行って手術ができなくても納得してほしい」と思っていました。長男は長女と同様の意見でしたが、海外に居るためにＡさんの相談になかなか乗ることができませんでした。
　このような状況を、意思の決定に伴う価値の対立に着目して、その背景や重要性を見出しながら、意思決定を導くための解決策を模索する「倫理的分析と意思決定のためのモデル」[19]を参考に検討をしたところ、〈疾患について知りたいが悪いことは聞きたくないという個人的ジレンマ〉〈医師に対する不信感が募るが悪く思われたくないという医師に対するジレンマ〉〈家族に意思決定をしてもらいたいＡ氏と家族のジレンマ〉という３つのジレンマを導き出すことができました。
　この状況を分析的に検討するときに、私は３つのことを南さんに伝え続けました。１つ目は、ひとかたまりに起こっている現象を分けて考えることと、２つ目は物事をありのままに見ること、そして３つ目は、既存の知識を共通理解としてもち、起こっている事柄の解釈を進めていくことでした。

②起こっている状況を分けて考える

　まず、現象を分けて考えることについて述べていきます。

　この事例の検討を進めていくときに南さんは、1つの状況を分けて考えることに戸惑いを感じていました。実践を通してこの現象を逐一知っている南さんにとって、先の3つのジレンマは同時に進行していることなので、分けて考えることに違和感を感じ、また、〈分けて考える〉ということにどういう意味があるのか疑問だったのです。

　私は机の上にあった四角いジュースのパックを使って、「このジュースはりんごジュースで誰が飲んでも同じ味がします。しかし、このパックを見るとこちらの一面はりんごの絵が描かれ、反対の一面は内容量が書かれており、1つのジュースのパックでも見る方向によって見方が違うということがわかります。

　Aさんの状況も一緒で、南さんは実践をしているのでその状況はビデオを見るようによく知っているのだけれども、そこで何が起こっていたのか、看護師の行為にはどういう意味があったのかなどは振り返ることで見えることがあります。

　このりんごジュースのパックを説明するときには、絵の面と文字の面などをそれぞれ説明することが必要ですよね。それと同じように、看護の場面をいろいろな方向から、1つひとつ分けて考えていくことによって、複雑に絡み合った毛糸玉のような現象が、すーっと向こうまで見えるようになるのです。まずは1つひとつ取り出して糸をほぐし、一側面ごとに考えて、側面と側面の関係性を考えることでAさんの状況と看護師がどういった看護を行っていたのかが説明できると考えます」と説明しました。

　これを「認識の階段を上る」[20), 21)]（図3）という考え方でとらえてみましょう。南さんが経験した看護（感性的認識）を表象的認識へと経験を転換させることであり、Aさんが抱えていたジレンマの構造には、自分自身の問題、医師との関係、家族との関係という3つの現象が起こっ

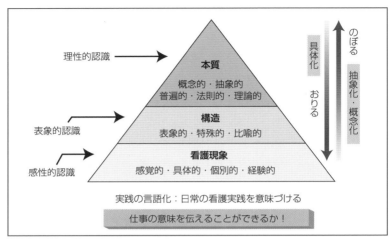

図3　認識の３段階

(陣田泰子:学習する組織を創る「知」の共有——実践知をどう概念化し伝えるか. 看護展望, 32(13)，p.13，2007 より引用)

ていたことが見出されたのです。

　さらに、その構造を構成している３つの現象（ジレンマ）に対して、〈そこにはいったい何が起こっているか〉という問いをもとに、解釈を複数のメンバーで行っていきます。その結果、その３つの現象には〈疾患について知りたいが悪いことは聞きたくないというＡ氏自身の個人的ジレンマ〉〈医師に対する不信感が募るが悪く思われたくないというＡ氏の医師に対する気持ちの対立〉〈家族に意思決定をしてもらいたいＡ氏とＡ氏に頼られる家族のジレンマ〉という区別がつきました。これが陣田のいう理性的認識である看護を言葉にするという「概念化」なのです。

▌物事をありのままに見る——思考を中断する

　ここで大切なことを１つつけ加えようと思います。看護現象を〈そこにはいったい何が起こっているのだろう〉と考えるときに最も必要だと考えられるのは、物事をありのままにとらえることです。

「物事をありのままにとらえる」とは、自分の考えや価値観などはさておき、この事例の場合、〈Ａさんはなぜ、セカンドオピニオンに行きたいと言いながら、行動に移すことができないのか〉についてを、Ａさんに沿って考えることです。この問いを考えるときに、「Ａさんは心配性だからしょうがない」「患者さんはセカンドオピニオンに行くかどうかをよく迷う」というような、看護師の勝手な基準で考えてしまうとＡさんの内部には、入り込むことができません。

　私はリフレクションのプロセスの中で、最も看護実践に役立つと考えているのが、この「物事をありのままに見る＝思考を中断する」ことだと考えています。

　例えば、おなかが痛いという患者さんに対して「術後だから仕方ない」といった看護師の基準で終わってしまうのか、あるいは、「いま、痛み止めの量は○○で術式は△△であり、術後〜時間経っている。痛みはこういう痛みであり、……」というように現象をありのままにとらえることができると、次に行うケアの深さが全く違うことに気がつきます。つまり、「状況に対応した」看護が実践できるのです。このことを現象学では「思考停止（エポケー）」といいます。

　リフレクションを通して物事をありのままに見るトレーニングを行うことで、自分の考えから開放され、患者さんに近づくことができるのです。

▍理論と現象を照合して考える——帰納と演繹の統合

　起こっている現象をある側面に分けるときや解釈するときには、なぜそのように分けたのかを多くの人が納得できるように、説明できることが不可欠です。それには既存の知識である理論などを使うことが求められます。それは、看護の現象は複雑であり、さまざまな分類や解釈をすることができるので、その現象の解釈は人によって違ってくることが考えられるからです。

　南さんが選んだ考え方を使えばこう分けられるし解釈できる、と説明

して、それを周囲の人が〈フライの考え方が基盤であれば納得できる〉と思えることが重要だと考えます。これが科学性の保証につながるのです。

このことを、私は事例検討を行なうときには、強調して何度も繰り返し伝えています。それは看護師は実際の現象を経験しているので、自分たちなりの考え方をもっていることがあるからです。

自分たちが実践を通して感じたことは看護師たちにとっては大切なものですが、部署の文化である考え方に支配されていたりすると、理論の考え方を受け入れられなかったり、その分析や解釈が実践とそぐわないと感じることがあるのです。

こういったことを看護師に実感してもらうのは意外と難しいようです。1回では何のことかわからないばかりか、考えが混乱したり、自分たちの考えを否定された気持ちになるかもしれません。しかし、そうではなく、それぞれの看護師の考え方や経験は1つの事実として受け止めます。そして、共通の考え方で物事を解釈して考えていくことが、その現象を知らない多くの看護師に実践を伝える有効な手立てであることを知ると、看護経験を通して凝り固まっていた看護の現象の見方の幅を広げていくことにつながることを実感してもらえると考えます。

▍看護師としての自分と向き合う

こうしたプロセスを通して、南さんは自分の考え方に気がついていきます。実践を行っていたときには「早くセカンドオピニオンを受けに行くことができれば、治療も進んでいくのに」と思っていたのですが、この検討を通して、Aさんにはなかなか踏み出せないジレンマが重なり合ってあったことに気づくことができました。このことは経験を柔軟な思考にするためには重要な気づきです。

そして、あわただしい臨床現場の中で、時間をとってAさんの話を聴いていたことに重要な意味があったことにも気がつき、検討を通して自分と向き合うことができたと考えられます。

4. リフレクションでの学びを共有する

1. 学会での発表と「リフレクションの体験を語る」場の違い

　南さんのように事例研究的にリフレクションに取り組んだ看護師が、リフレクションでの知見やリフレクションの過程での体験を、実践に活用するために「リフレクションでの体験」を他の看護師の前で語ってもらいました。

　南さんは、半年間かけて、グループの仲間と事例を検討し、リフレクションした結果を学会で発表しました。結果を公表することで得られた知見を多くの看護師と共有することができました。

　学会では、当然のことながら得られた結果が全てであり、リフレクションを行った体験が南さんにとってどのようなものであったか、また、その得られた結果を今後の看護にどのように活用しているかは検討されません。

　しかし、実践家である看護師にとって、知見は大切ですが、その知見をどう活用していくかを検討する場が必要なのです。

2. 「リフレクションの体験を語る場」をつくる

　リフレクションで得た知見だけではなく、リフレクションのプロセスで得た体験と、その後の看護への取り組みを他の看護師と共有する場について考えてみましょう。

　私は、2007年度からリフレクションを行った看護師を院内研修の講師に招き、事例への取り組みとその実際、およびリフレクションで得られた知見と体験を実践にどのように活用しているかを語ってもらう取り組みを始めています。例えば「慢性病看護」研修の一旦として、1つのテーマを決めてそのテーマに合致したリフレクションに取り組んだ看護師を講師として話をしてもらい、その内容に沿って事例を検討し、さら

に事例で活用した理論などの説明を行うといったものです（図4）。

　つまりここで大切なのは、学会発表のように、得られた知見の伝達を主眼におくのではなく、「このようにしたらこういった知見が得られた。それは自分にとってこういう意味があった」というリフレクションの体験を語ってもらうことに主眼を置いているのです。

　南さんが講師として参加した研修は「慢性に経過する患者への看護」というテーマのもと、「患者のもつジレンマと看護」としました。南さんには事前に「リフレクションを行おうと思った動機」「リフレクションで得られた知見」「リフレクションを行って学んだこと」「その学びを実践でどう活用しているか」を話してほしいと依頼しました。

　南さんはこの依頼に即してリフレクションを行おうと思った動機を次

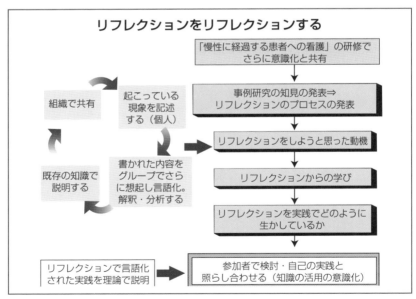

図4　リフレクションの体験を共有する取り組み

（東めぐみ：帰納と演繹、そして統合へ──事例研究を通した看護師育成の実際，臨床看護，35（1），p.35，2009，2007 より著者作成）

のように丁寧に話してくれました。

　Ａさんは入退院を繰り返す中ではじめの頃から、セカンドオピニオンについて考えていました。今回の入院では、治療が思うように進まずに何もしない状態が続いたことや医師への不満があって、連日、看護師に話し、長いときには１時間に及ぶことがありました。

　話の内容はほぼ毎日、同じでしたが、看護師は、そのときに話さないとどうにかなってしまうような雰囲気を察し、話を聞きました。看護師は具体的に話を聞いているつもりでしたが、Ａさんは迷いセカンドオピニオンへと行動を起こさない日が続きました。私はＡさんが迷っていると治療が進まないので、Ａさんの時間がもったいないと、もどかしい思いがありました。

　Ａさんは家族にも頼れない、自分も決めることができないと言いました。家族でも医師でもなく看護師に多くを話すことから、Ａさんにとって看護師の存在の大きさを感じて、〈プライマリナースとして、どうにかしてあげなきゃ〉という思いもありました。それなのにＡさんの反応はいまいちで、ずっと同じことを言うばかりでした。

　それで、Ａさんがセカンドオピニオンにいくと決めるまでに何に悩んでいたのか、そして、行くと決定するまでに看護師はどういう援助をしたのかを明らかにしたいと思いました。

　ここにはＡさんに寄り添いながら、Ａさんが何に困っているのかの焦点を当てることができない看護師の思いが語られています。看護師にとってこのような状況はよく遭遇するのではないでしょうか。

　また、南さんにとって、リフレクションで体験したプロセスを語ることは、リフレクションを行ったことにどういう意味があったのかを、振り返る機会になっていると考えられます。つまり、研究発表とは違い、自分の考えや感じたことを自分の言葉で話す機会になっているのです。

3．思考を拡げる——リフレクションをリフレクションする

南さんに、リフレクションで得た知見を語ってもらうときに「Aさんの意思決定までのプロセスをどう支えたか」「Aさんが意思決定をすることをどう支えたか」の2つの視点を中心に語ってもらいました。これは、看護はプロセスであると同時に、今ここで、という瞬間が大事であるからです。

Aさんの長い入院生活の言動と看護師のかかわりをみていくうちに、Aさんの複雑な思いが明らかになりました。1つは自分自身の病気とその今後について、そして医師について、さらに妻と子どもと自分の気持ち、という3つの葛藤があり、それらが同時期に起こり、セカンドオピニオンに対する意思決定に影響を与えていることがわかりました。

そして、Aさんとかかわっているときにはそうと認識していなかったのですが、それまではぐらかされているように感じ続けていた看護師は〈このとき！〉と思って「今まで決めたことがないのであれば、今がAさんの決めるときではないのですか？」と、話したことがきっかけとなり、Aさんがセカンドオピニオンに行く意思決定をしたことがわかりました。

看護師は話を聞くことにより家族それぞれに話を聞いたり、医師への橋渡しをしたり、Aさん自身が自分の思いを整理して答えをみつけることができるようにかかわっていたことが明らかになりました。

この語りは自分の看護体験を単に語ることとは違っていると考えます。南さんは、看護の現象で起こっていたことを分析し解釈した内容を自分の言葉で語っています。これは「行為についてのリフレクション」[22]として「ある特定の状況で用いた知識を明らかにするためになされる回顧的な吟味」であると考えられます。この「回顧的な吟味」を行うことによって、南さんが何を得ることができたかというと、Aさんには3つの葛藤があり、看護師は実践しているときには「はぐらかされている」と感じ

ていましたが、実はそうではなくて、それがセカンドオピニオンへの意思決定に影響を与えていたこと、それに対して看護師は「Ａさん自身が自分の思いを整理して答えをみつけることができる」ケアを行っていたことが明らかになりました。

　南さんは「はぐらかされている」と感じていた「Ａさんの話を聞く」ことがＡさんにとっては大事なケアであり、そのケアには意味や価値があったのだと言葉で表現することができたのでした。

　この行為は、リフレクションを通して科学的に自分たちの実践を分析し、解釈することによって、はじめて行うことができるものであり、南さんは「行為についてのリフレクション（reflection on action）」を行うことができたと考えられます。

４．個人の経験から看護の知識へ

　さらに、南さんはリフレクションを行うことによって学んだことや、その学びを実践にどのように活用しているのかを語りました。

　この研究を行いながら、私たちの言葉が、患者様が意思決定するときにとても重要であることを実感しました。Ａさんは看護師が相槌を打ってもあまり気にしていないように話をしていましたが、「本当にそう思う？」「君はどう思う？」など看護師の言葉にとても敏感だったことに気がつきました。

　意思決定は最終的には患者様がすることですが、看護師は悩んでいることを話してもらい一緒に悩むこと、看護師が一緒に考えていることをわかってもらうこと、悩みの中に対立しているものを探し出すことが必要であることを学びました。患者様は看護師に話すことで自分の思いの再確認をし、気持ちを整理し意思決定ができない次期でも気持ちが楽になるなどのことがあることも学びました。

　さらに、悩みの内容のどこに患者が価値を置いているのか、どういう

考えをもっているのか見出してかかわることが必要なこと、ジレンマを
もっている患者様が納得した答えをみつけるまでにはその人なりの時間
がかかわることも学びとなりました。

　この南さんの語りで私が注目したのは、南さんが「私たちの言葉が、
患者様が意思決定するときに、とても重要であることを実感した」と語
っていることでした。リフレクションをするまでは、Aさんへのかかわ
りが、どのようにAさんに影響を与えていたのか確証がもてないままだ
ったのです。
　事例の分析を通してAさんがどのような状況に置かれていたのかを端
的に語れるようになりました。また、看護師がAさんと話をすることは、
「悩みの内容のどこに患者が価値を置いているのか、どういう考えをも
っているのか見出してかかわることが必要なこと、ジレンマをもってい
る患者様が納得した答えをみつけるまでにはその人なりの時間がかかわ
ること」と、その意味を見出すことができたのです。
　この経験は南さんにとって、今後の看護につながる大切な核となる事
例になり、今後、何気なく患者と話をするときにも、話すことの意味や
患者が語る言葉(または語らないこと)の受け止めの重さが違ってくるの
ではないかと考えられます。
　もう1つ注目したことは、南さんの語りの中で「Aさん」という個人か
ら「患者」という普遍性のある言葉に入れ替わっていることです。南さん
は認識の階段を登ることができたのだともいえるでしょう。

5．「リフレクションの体験の語り」から自己の看護を振り返る

　続いて、南さんのリフレクションの体験を俎上に載せて、看護師間で
検討を行いました。参加者は5、6年目の看護師を中心に14名でした。
そのうちの1名であったB看護師は以下のように自己を振り返って語
りました。

南さんの話を聞いて患者様が何に悩んでいるのかを理解し、患者様が納得して解決できるようにかかわることが大事だと思いました。忙しいと1人ひとりの患者様に話を聞く余裕がないのが現状です。でも、南さんの話を聞いて、患者様の思いを聞くきっかけを自分から逃していると思いました。悩んでいる患者様に対してしっかりかかわる姿勢が大事で、1つひとつのサインを大切にすることを学びました。

　そして、自分の看護を振り返る機会になりました。話すタイミングや座る位置、自分の思いを伝えるなどの大切さを考え、自分の看護が浅いと感じました。患者は家族に心配かけたくないと思うし、患者は家族に話す内容と看護師に話す内容が違うこともあります。話された内容が、いったいどういうことであったのか、アセスメントして意識して看護を行いたいと思いました。

　B看護師は南さんの話を聞き、患者とどのようにかかわればいいのかという、方法（How to）ではなく、「悩んでいる患者様に対してしっかりかかわる姿勢が大事」であるという態度（attitude）を学ぶことができました。

　これは南さんがリフレクションの体験を、自分の言葉でナラテイブに語ったことによるでしょう。B看護師は南さんの語りから、「実際の現実に備えつつ、よりよい可能性を思い描く」[23)]ことができたのだと考えられます。そして、B看護師は南さんの語りでの実践と自己の実践を振り返る機会になり、それが看護への信念となっていることが伺われます。

　B看護師は「忙しい」と感じている実践の中で、患者と向き合って話を聞くことの意味を検討し、そこから自分の課題に気がつき、今後の看護実践への足がかりを見出すことができました。B看護師はさらに次のように語りました。

　同じような訴えの多い患者様は、看護師にとってマイナスイメージになります。そういう患者様はいつも同じことを言っているように聞

こえてくるのも事実です。でも、患者様は同じようなことを言っていても、「いったい何を言いたいのだろう」と考えることの積み重ねや、訴えたことが変わるのに気がつくことが大事だと思いました。

　そのために共感して話を聞くことの積み重ねが大事だと思いました。私自身の意識が変わったと思います。

　B看護師は実践を行いながら「この患者はいったい何を言いたいのだろうと考えること」の大切さや、患者の変化をとらえることの重要性を言葉にすることができました。これは、実践を振り返る方法や、患者の話を聞き、患者の変化をとらえることの価値を学ぶことができたといえます。

　ウィーデンバック[24]は看護行為を決定するものの1つに「看護師がそのときに、何を感じ何を考えたか」があると述べています。これは私たち看護師が大切に教育されてきたことです。看護師はこのような力をもっているのですが、臨床では一瞬のうちに考えて行為を行っているため、考えていることが意識されにくくなっているのではないかと思うことがよくあります。

　今回のような取り組みは時間と労力がかかるものですが、実践を分析的にとらえる力とそれを共有して検討していく力をつけていくことが大切です。

　なぜなら、看護師1人ひとりがケアを行う実践者であるからです。そして、このような時間をかけた取り組みや考えながら行った経験を地道に積み重ねていくことが、実践力の向上につながり[25], [26]、ひいては組織や看護そのものに影響を与えることができ、看護師個人の実践能力の向上が、所属する組織の発展と看護の質の向上につながるのです（図5）。

　さらに組織の発展、あるいは他の看護師の成長によって、自分の実践がさらに磨かれることを実感してほしいと思います。それが、何らかの健康障害を有して、看護師の手を必要としている人々への貢献であるのです。

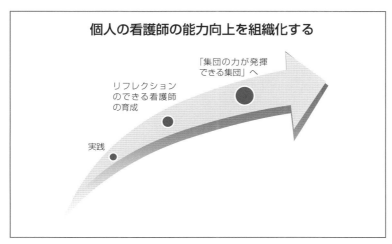

図5　個人の看護師の実務能力の向上が組織を高める

（東めぐみ：経験と思考——看護師が経験を積むということ. 臨床看護，35（1），
p.26-33，2009 より著者作成）

註
1）リフレクションの和訳として、『省察的実践とは何か——プロフェッショナルの行為と思考』
（ゆみる出版、2003）の訳注によれば、「反省」という言葉は、自分の過去の行為について批判
的な考察を加えることを意味し、過去への思考と批判性が強く出がちであること、「振り返り」
には過去をかえりみるという意味があり、批判的な考察というニュアンスは減退するものの、
過去への指向性が残ること、「内省」は自分の内面を見つめることのみが重視される可能性があ
ることから、「省察」が採用されたとあります。また、2005 年に出版された『看護における反省
的実践——専門的プラクティショナーの成長』（ゆみる出版）においては、「ショーンの思想が未
だ日本の看護界において身近になっていない現状を考慮して」（「訳者あとがき」p.289）、訳語
ではなく「リフレクション」「リフレクテイブ」という表記が使用されています。

引用・参考文献
1）ドナルド・A・ショーン：省察的実践とは何か——プロフェッショナルの行為と思考，柳沢
　昌一・三輪健二監訳，鳳書房，p. v，2007.
2）J．デューイ：民主主義と教育（上），松野安雄訳，岩波書店，p.222-237，2007.
3）ドナルド・ショーン：専門家の知恵——反省的実践家は行為しながら考える，佐藤学・秋田
　喜代美訳，ゆみる出版，p.19，2003.

4）前掲書3），p.214-217.

5）サラ・バーンズ，クリス・バルマン：看護における反省的実践——専門的プラクテイショナーの成長，田村由美他監訳，ゆみる出版，p.1-11，2005.

6）田村由美：看護基礎教育におけるリフレクションの実践．看護研究，41（3），p.197-207，2009.

7）前掲書3）．p.214-217.

8）田村由美・津田紀子：リフレクションとは何か——その基本的概念と看護・看護研究における意義，看護研究，41（3），p.171-181，2008.

9）前掲論文8）.

10）前掲論文8）.

11）前掲書3）.

12）前掲書5），p.55.

13）前掲論文8）.

14）前掲論文8）.

15）前掲書5），p.5.

16）前掲論文8）.

17）前掲論文8）.

18）ウィーデンバック：臨床看護の本質，外口玉子・池田明子訳，現代社，p.18-19，1998.

19）サラ・T.フライ，メガン‐ジェーン・ジョンストン：看護実践の倫理——倫理的意思決定のためのガイド，片田範子，山本あい子訳，日本看護協会出版会，p.71-80，2006.

20）陣田泰子：学習する組織を創る「知」の共有——実践知をどう概念化し伝えるか，看護展望，32(13)，p.12-16，2007.

21）福田麻里，東めぐみ，櫻井恵他：セカンドオピニオンに対する意思決定に揺れ動く患者のジレンマとそれに対する看護師の関わり，成人看護Ⅱ，2008.

22）前掲論文8）.

23）パトリシア・ベナー他：ベナー看護ケアの臨床知——行動しつつ考えること，井上智子監訳，医学書院，p.26-34，2007.

24）前掲書18）.

25）東めぐみ：経験と思考——看護師が経験を積むということ．臨床看護，35(1)，p.26-33，2009.

26）東めぐみ：帰納と演繹、そして統合へ——事例研究を通した看護師育成の実際．臨床看護，35(1)，p.34-42，2009.

第2部

リフレクションの実際

　第2部では事例によるリフレクションの実際を紹介します。第1部で紹介したように、リフレクションにはいくつかの方法がありますが、それらを参考に、11事例のリフレクションを行います。

　ここでは、事例を通して、①患者の表面化している問題だけではなく、状況に沿って患者が必要としている看護の創造のプロセス、②医療の動向や看護の知識を踏まえた思考に裏づけられた看護、③状況に沿って行われた看護の価値や重要性、④看護師自身の感情の所在と思考への影響、⑤事例の分析をまとめることによって得られる学び、という5点を学習する目的としています。

　各事例は、第1部第2章で紹介したプロセス（本書 p.33）を参考に、駿河台日本大学病院の看護師が事例研究としてまとめた内容を再構成したものです。

　再構成の方法は、事例をナラテイブに記述し、内容に沿って事例研究で明らかになったカテゴリーなどと合致させて行いました。

リフレクション1
──コミュニケーションとしての創傷管理

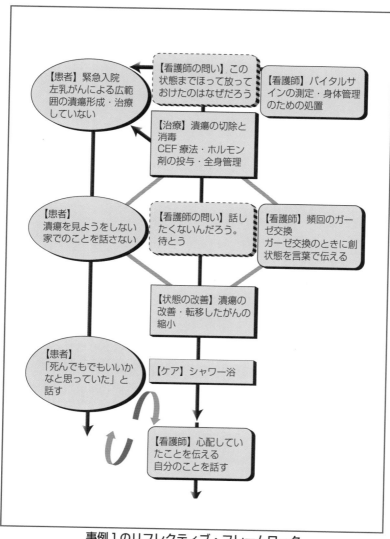

事例1のリフレクティブ・フレームワーク

●●事例1●●

　鈴木さんは50代の女性です。ご主人は単身赴任中で、高校生の息子と2人で暮らしていました。

　鈴木さんは10か月前から左乳房のしこりに気がついていましたが、治療は受けていませんでした。玄関で意識を失い救急車で病院に運ばれ、左乳がんの診断により緊急入院しました。鈴木さんは家族にしこりのことを伝えていませんでした。

　入院時、医師はCT検査や生検を行い、左乳がん、肝、肺、多発性骨転移と診断し、余命1か月と判断しました。また、化学療法で治癒する可能性があるとも判断し、状態をみて化学療法を行うことを伝えました。医師からこの説明を聞いた鈴木さんは呆然とした様子でした。

　星野看護師（20代、5年目）はバイタルサインの測定や血管確保や尿道留置カテーテルの挿入など、全身管理に必要な処置を行いました。

　バイタルサインは熱38.5℃、脈80回/分、血圧110/78㎜Hgでした。呼吸は25回/分、エアーの入りは浅く、肩の上下運動がみられる努力様で身体を横向きにするだけで鈴木さんは「苦しい」と言いました。SPO$_2$は84％、胸部レントゲン上、左全肺野の透過性の低下と左胸水の貯留がみられ、持続点滴内に利尿剤が追加されました。血液ガスPO$_2$ 93.5、PCO$_2$ 56.2㎜Hgの結果、酸素5ℓ/分がマスクで開始されました。

　左乳がんは腋下まで潰瘍形成をしており、服に染み出た浸出液とともに吐き気をもよおすぐらいの悪臭がありました。左上

肢は浮腫により肘の屈曲、手の離握手、腕の挙上ができないほどの強度の浮腫がありました。右手は動かすことができました。また、左足は「少し力が入る」とのことでしたが、「右足はまったく力が入らない」と自分で動くことはできませんでした。

星野看護師は〈鈴木さんはすぐに死んでしまうのではないか〉と、予測がつかない状況の中で処置を行いながら〈この状態まで放っておけたのはなぜだろう。家族は気がつかなかったのだろうか？痛くはなかったのだろうか？〉とさまざまな疑問がわいてきました。「どうしてこんなになるまで」と問いかけましたが、鈴木さんは黙ってしまい、「1週間前までは料理をしていたんです」と「あはは」と笑いました。星野看護師はあまりの状態にかえってこれ以上の質問はできず〈今は話したくないのだろう〉と思いました。

入院翌日、主治医が鈴木さんに左胸の潰瘍を切除することを伝えました。鈴木さんはうなずいただけでした。星野看護師は「切ったほうが早く治るのでがんばりましょう」と肩に手を当てて声をかけました。

その後、潰瘍の切除は適宜行われましたが、鈴木さんは右上方を向いて胸の潰瘍を絶対に見ようとはしませんでした。また、浸出液が多く、ガーゼに染みていても自分から看護師に声をかけることはありませんでした。

ガーゼ交換は頻回に行われました。星野看護師は丁寧に汚れたガーゼをはがしながら、「痛くないですか？」と話しかけても、鈴木さんは「痛くないです」「大丈夫です」としか言いませんでした。時には、「家では傷の手当はどうしていたんですか？」と同じ質問をしましたが、鈴木さんはその質問には答えることがありませんでした。

星野看護師は、〈きっと話したくない理由があるんだ。自分から話すまで聞かないほうがいいのかな〉と思い、医師の回診時には

必ず介助につき、医師の説明内容を確認しつつ「今日は浸出液が少ないですね」「よくなってきましたね」と、毎日潰瘍の状態を鈴木さんに繰り返し伝えました。

　入院10日目から施行したCEF療法やフェマーラ（ホルモン剤）の効果もあり、CEF療法4クール終了後には、CT上、乳房腫瘍、肝転移の縮小が認められ、潰瘍の縮小傾向と良性肉芽の形成がみられ、浸出液と臭気は徐々になくなっていきました。星野看護師は患部の不良肉芽がなくなり、1日1回、回診時のガーゼ交換で間に合うようになったときに、ADLの拡大のためにシャワー浴を提案しました。

　主治医は頚椎MRを施行し、骨転移のレベルを確認し「背部痛がなく、下肢筋力が保たれているため（MMT3〜4）シャワー浴は可」との判断をしました。

　鈴木さんは顔をこわばらせて「シャワーなんてして、大丈夫なの？」と心配そうでしたが、シャワー浴のときには、鈴木さんは饒舌になり、体調もよさそうだと星野看護師は感じました。星野看護師は思い切って、「入院されたときに担当していたのは、私なんですよ。鈴木さんは私の母と年齢も近いし、息子さんも私の弟と歳が近かったから、ずっと気にしていたんですよ」と話しかけました。そのとき、鈴木さんは、「病院嫌いだから。もう死んでもいいかなって思っていたの。息子のことを考えるとつらくて、病気のことは言えなかったの」との思いを話し始めました。

　鈴木さんが自分のことを話したのは、はじめてでした。鈴木さんは「シャワーなんて久しぶりで感覚忘れちゃったわ。先生にも星野さんにも迷惑をかけたわね」と笑いました。

1. どういう状況が起きているのか

　鈴木さんは広範囲の潰瘍形成に至る左乳がんの治療を受けることなく10か月過ごしました。入院時、全身状態の深刻さや潰瘍の状態から、家族が気づかない状況ではなく、星野看護師は〈この状態まで放っておけたのはなぜだろう〉との問いを発しました。

　入院後も鈴木さんは潰瘍を確認したり話題にすることがなかったため、星野看護師はガーゼ交換時には潰瘍の状態を言葉で伝え続けました。鈴木さんは家での様子を質問されても答えようとせず「話したくない理由があるんだ」という待つ姿勢でいた星野看護師は、シャワー浴のときに鈴木さんを心配していたことを伝えました。そのとき、鈴木さんははじめて自分のことを語りました。

　この事例では星野看護師が発した〈この状態まで放っておけたのはなぜだろう〉を手がかりに、左胸の潰瘍の処置を通して鈴木さんの病気の体験を理解する過程に焦点を当ててリフレクションを行います。

2. 事例の分析・解釈

1)〈この状態まで放っておけたのはなぜだろう〉という問いの意味

　入院時、鈴木さんは「左胸の潰瘍から浸出液とともにひどい悪臭」があり、「SPO_2 84％」「体を横向きにするだけで『苦しい』」と言う状態でした。星野看護師は「予測がつかない」状況の中で、バイタルサインの測定などによって、鈴木さんの訴える症状と生理的指標が何を意味するかを把握し、身体的な管理のための処置に集中しました。緊急入院ではよくみられる場面です。

　このような騒然とした中で星野看護師は、〈この状態まで放っておけたのはなぜだろう〉との問いを立てています。

「病気のことは家族に言えなかった」と鈴木さんは後に語っていますが、潰瘍からの浸出液や臭気がひどく、物理的に隠せる状態ではなかったことからも、何らかの理由で鈴木さんも家族も潰瘍に対して触れることができない状況であったと推測されます。

　このことから星野看護師の問いは、鈴木さんが緊急入院するまで潰瘍を抱えながら生活してきた状況に注目しており、鈴木さんにとって何が「重要な関連事項」[1]なのかを探っていく問いなのです。

◆このケアの評価◆

　星野看護師の〈この状態まで放っておけたのはなぜだろう〉いう問いは、鈴木さんに対してどういうかかわりが必要なのかを、行動で示していくきっかけとなる優れた問いであるといえるでしょう。この問いは鈴木さんの「状況に対する理解を始める最初の気づき」であり、その状況を解釈する入口だと考えられるからです[2]。

　それは、どのような絶望的な状況にあっても、患者が「可能性」の感覚を維持できるように援助することが大切であって、患者自身は「今後、どうなるのか」と自分に起こりうる将来を考える立場にある存在だからです。

　緊急のとき、医療者は身体徴候には注目しますが、その身体徴候を起こしている患者自身がどういった体験をしているのかは、ほとんど考えていません。しかし、緊急性の高い状況の中では、身体徴候の把握に努めながらも患者の体験に関心をもつことが必要だといえるのではないでしょうか。

　それは、「患者が症状にどのように気がついているか、その症状によってどのような支障が生じているのか」[3]を理解し、患者の受け止めを知ることが適切な看護と治療に不可欠であるからです。これは「病気（illness）は能力の喪失や機能障害をめぐる人間独自の体験」という考え方が基盤となっています[4]。

2）身体的な創傷管理と創傷に関心をみせない患者への援助

　入院して鈴木さんの環境は一変します。いままで胸の潰瘍を人に見せることなく過ごしてきましたが、いろいろな看護師や医師が入れ替わり、ガーゼをはがし消毒し潰瘍をみることになりました。鈴木さんにとってこの創傷管理はどういう意味があるのか、そしてどのような体験なのかを考えてみましょう。

　創傷管理の目的の1つは、局所を清潔に保ち、適切な薬剤を使用して治癒を促進することです。そのために、平行して全身管理と抗がん剤の投与が行われています。これらを適切に医師の治療とともに行うことは看護師の重要な仕事です。

　星野看護師は、潰瘍のガーゼ交換を行うときに「今日は浸出液が少ないですね」「よくなってきましたね」と、潰瘍の状態を鈴木さんに言葉で伝えています。星野看護師が潰瘍の状態をその都度、言葉で伝えることは鈴木さんが看護師の言葉を通して潰瘍の変化を知ることです。この変化は入院時に、「余命1か月」と伝えられた鈴木さんにとって、「化学療法で治癒する可能性がある」との医師の予測を現実のものとして感じることができる言葉であり、「生きられる」という生命の見通しが立ちつつあることです。

　また、家族にも伝えていなかった潰瘍を多くの医師や看護師が見るこ

とは、鈴木さんにとっては大きな環境の変化です。鈴木さんは家庭では1人で潰瘍に向き合っていました。しかし、病院では他者（医師や看護師）が潰瘍の改善に取り組む姿をみることになったのです。

　ガーゼ交換は看護師が必要な処置として一方通行的にしているように考えられがちですが、実はそうとも言い切れないでしょう。自分の潰瘍のために他者である看護師が一生懸命にガーゼ交換に取り組むことは、潰瘍を共通の話題とした医療の現場ならではのコミュニケーションであるともいえましょう。

　このことからガーゼ交換は、「潰瘍に関して1人で抱え込まなくていいんだ」ということを鈴木さんに伝える意味があったと考えられます。

　また、ガーゼ交換をするときに大切なのは、必ず星野看護師の手が鈴木さんに触れることです。これらは人が人をケアする温かさでもあり、ガーゼ交換を通して星野看護師と鈴木さんが知り合っていく過程でもあるのでしょう。

◆このケアの評価◆

　これまで潰瘍のことを家族に黙ってきた鈴木さんにとって、看護師が潰瘍を治癒に導く環境を整えていくことは大きな「状況の変化」[6]でした。ガーゼ交換は何らかの理由によって、他者に助けを求めることができない鈴木さんと看護師とがかかわりあう場であり、ここには人は生まれながらに社会的な存在であるという前提があります。

　ベナーによると、病気は「コミュニケーションの1つの形態」であり、社会と文化が混ざった「身体器官の言語」だと述べています[7]。鈴木さんの身体は限界ぎりぎりで看護師に助けを求め、看護師はそれに対して「ガーゼ交換」という形で返答をしていると考えられます。

　また、潰瘍に対して看護師が一斉にかかわりだしたことは、鈴木さんに回復をもたらす現実的な手段を伝えたことでもあります。鈴木さんにとって「死んでもいいかな」という生きる力のない状態から、何らかの可能性を感じられるかかわりの場となったといえるのではないでしょうか。

3）看護師が自分のことを患者に伝える

　星野看護師はシャワー浴という爽快感をもたらすケアを行いながら、「鈴木さんは私の母と年齢も近いし、息子さんは弟と歳が近かったから、ずっと気にしていたんですよ」と、心配していた気持ちと入院当時のことや家族のことを自分にひきつけて話をしています。

　これは入院当初から感じていた〈こんなになるまでどうして放っておいたのだろう〉の問いから、潰瘍に関して〈自分から話したくなるまで待ったほうがいいのかな〉という過程を経ることで、行うことができたケアであると考えられます。鈴木さんの経過に沿って、ケアが1本の線でつながっていることがよくわかります。

　この1本の線に沿って、星野看護師が鈴木さんに自分の思いを伝えたことによって、鈴木さんは入院時には生きることに消極的であり、回復への望みをもっていなかったことを話してくれたのではないでしょうか。星野看護師の「自分の思いや家族について話す」という行為が、鈴木さんの反応を呼び起こし、これまでのかかわりを土台として相互の交流につながったと考えられるでしょう。

◆このケアの評価◆

　星野看護師の「自分の思いや家族について話す」という行為は自己開示（self-disclosure）と呼ばれるものです[8]。

　自己開示（self-disclosure）の「開示」とは「明かす」ことを意味し、自分の考えや感情を明らかにし、私的な経験の一部を人に知らせることです。看護師が理論的なことより患者と心の通い合いが必要な場合、自分のことを伝え人間として基本的なレベルで心を通わせたいという願いがベースになっているのです[9]。

　つまり自己開示は患者に、看護師が私人としての自分を話すことです。星野看護師は普通に生活している人として鈴木さんと似た体験を話すことによって、鈴木さんをより深く理解できる体験をもっていることを示

すことができるといえます。

　鈴木さんへの星野看護師の自己開示は、鈴木さんと星野看護師に私的に共通点があり、鈴木さんにとって「ケアをしてくれる人」から「似たような家族をもっている看護師」という、同等の存在として星野看護師を認知できるのです。

　それによって鈴木さんは「ケアを受ける身」というある種の引け目から解放され、「人間として基本的なレベル」での親しみやすさを星野看護師に感じることができるのではないでしょうか。

　さらに、シャワー浴という場自体の効果もあります。「皮膚を水分を吸収し、柔らかくなって汗をよく出す」[10] ことによって、「気持ちいい」という爽快感をもたらし、心身ともにのびやかな状態にします。この爽快感は鈴木さんばかりではなく、星野看護師にも影響を与えているのです。

3．この事例のリフレクションから学べること

①救急入院患者の場合、看護師は身体症状を的確に把握することに努めながら、患者が緊急入院をどのような体験としているのかを問うことで、患者にとって何が重要なのか、状況に対する理解を始める最初の気づきを得ることができます。

②患者の身体の創傷を管理することは「処置を行う」だけではなく、患者と看護師のかかわりの場面です。創傷の治癒の促進はもちろん、看護師が創傷の状態を言葉で伝えることによって、患者は自分の身体の変化を確認することができるとともに、1人ではないことを実感することができるケアとなります。

③看護師が患者の体験していることと似ている私的な体験を伝えることによって、「ケアを提供する人」から「同じような体験をもっている人」として相互の理解を深めることが可能になります。

引用・参考文献

1）ベナー，ルーベル：現象学的人間論と看護，難波卓志訳，医学書院，p.220，1999.

2）前掲書1），p.21.

3）前掲書1），序p.11.

4）前掲書1），p.10.

5）前掲書1），p.216-220.

6）前掲書1），p.29.

7）前掲書1），p.14.

8）ライリー：看護のコミュニケーション，渡部富栄訳，エルゼビア・ジャパン，p.143-151，2007.

9）Dawes BSG：Storytelling is not just for children, AORNJ, 74(2)，p.146, 2001.

10）フロレンス・ナイティンゲール：看護覚え書き——本当の看護とそうでない看護，小玉香津子・尾田葉子訳，日本看護協会出版会，p.122，2004.

リフレクション2
──日常生活行動援助の価値を見出す

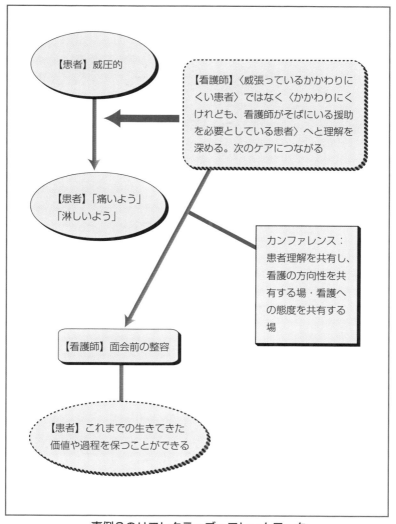

事例2のリフレクティブ・フレームワーク

●●事例2●●

　上野さんは70代男性、大学の教授でした。S状結腸がんで小腸回盲部吻合術と、その後、抗がん剤治療を行いました。2年後、右腎ろうを造設しましたが、イレウスをときどき起こしていました。今回は下痢を頻回に起こし脱水がみられたため、救急車での入院となりました。

　上野さんはるいそう著明であり、下肢浮腫が著明でした。Hb10.0、TP 5.8、で全身状態はよくありませんでした。38℃台の発熱があり、蓄尿を開始し、800〜1000ml/日であり、医師は状態の改善は難しいと判断していました。

　上野さんは看護師に対しては威圧的で、「看護師と話しても、埒があかん。医師を呼べ」というような態度を入院の度にとっていた経過があり、看護師からは敬遠されていました。家族は妻と麻酔科医の息子の2人でした。自宅では歩行が可能でしたが、入院後は状態が悪く、ほとんど臥床していました。「早く帰りたい」といった言葉があり、外泊を希望しましたが、家族は介護できないと言いました。

　入院2週間後、夜間、急に大きな声で騒ぐようになりました。「お腹が痛い」と言うので看護師が部位をたどり、会陰に手を当てると「楽になるよ……」と落ち着きました。しかし、日中、回診時に医師がそのことを尋ねると「覚えていない」と言いました。医師はがん性の疼痛であると判断し、麻酔科に依頼し麻薬処方（オキシコンチン）を処方しました。

　夜間の大きな声は毎日続きました。他の患者への配慮もあり、

看護師はそばにいるなどして対応しました。20〜30分にごとに「いた〜い」と数分にわたって叫ぶことがあり、看護師は医師に相談し、麻薬の増加などを行いました。

　ある晩、上野さんは「痛いよう」と大きな声で叫びました。青木看護師は上野さんの腹部を15分ほどさすり、眠りについたことを確認して部屋を出ようとしました。すると、上野さんは「淋しいよう」「行かないでよう」と言いました。青木看護師は、普段の威圧的な上野さんとは別の一面をとらえることができました。

　上野さんには多くの面会者があり、ほとんどが大学の関係者でした。上野さんは面会者が来る時間になると痛みがなくなったかのように振舞って、面会者たちに対しても、「君……」というように指導的なものの言い方をしていました。

　青木看護師は、面会時間の前には上野さんの頭髪を整え、髭剃りを行い、寝具の襟を正しました。また、テーブルクロスや花瓶など上野さんの家にあるものを持参してもらい、ベッド周りを整頓し、毛布をきちんと整えました。

　このことをカンファレンスの議題とし、消灯後に15分程度、上野さんの好きなクラッシックを小さな音でかけ、そばにいるという看護計画を立てました。

　上野さんは、最初は当たり前のように振舞っていましたが、そのうちに「ありがとう」と言うようになりました。

2. 事例から看護の価値や意味を見出す

1. どういう状況が起きているのか

　この事例では、上野さんへの面会前の整容や環境整備が、上野さんに

とってどういうケアであったのか、また、消灯後にそばにいるという看護計画をカンファレンスで検討し、共有することが看護師にとってどういう意味があるのかをリフレクションします。

2．事例の分析・解釈

1）その人にとっての日常生活行動援助の価値を見出す

　青木看護師は、面会時間の前には上野さんの頭髪を整え、髭剃りを行い、寝具の襟を正しました。また、ベッド周りを整頓して、毛布をきちんと整えました。

　上野さんにとって、面会前の整容は、単に身支度を整えることだけではなく、これまで上野さんが生きてきた社会的役割を支えることができるケアであるといえるでしょう。

　青木看護師は上野さんが「淋しい」と叫ぶのを聞いて、がん性の痛みだけではないことを知ることができました。このことが上野さんを「威圧的な人」というとらえ方から、病気をもって1人で病室にいる人」へと理解が変化したと考えられます。そして上野さんへの理解が変化したことによって、面会前の整容の意味が深まったと思われます。

　上野さんにとって、自分が自分らしくあるために、当たり前のように行ってきた髭剃りや整容を、大学関係の人と会う時間に整えることは、自尊感情を援助することでもあるといえるのではないでしょうか。

◆このケアの評価◆

　整容や環境整備は日常生活行動援助の中でも、手技的には容易な援助に入ります。誰でも1日の始まりとして朝一番で行い、生活には欠かせないごく普通の行為です。しかし、整容を自分自身で行うことができなくなり、他者の手に委ねなければならなくなったとき、それまで形成してきた生活習慣や生活様式は規制され、患者は我慢を強いられます[1]。

　生活行動にはその人の生き方や好みが表れ、その人が大事にしてきた

価値が存在し、整容には〈その人にとっての意味〉[2] が含まれている
のです。これを考慮すると、髪をとかすことや髭を剃るといった目にみ
える手技はそれほど難しくなくても、今までの上野さんの立場を踏まえ
た、かなり高度な技能であり、看護への姿勢が問われる援助であると考
えられます。

　また、「面会前」という特定の時間は、病床で多くの面会者と会う上
野さんにとって、「今を生きる」援助であり、病気を抱えながらも1人
の社会人としての時間を過ごすことへの援助であるといえましょう。

2）カンファレンスで患者に必要なケアを検討する意味

　青木看護師は、夜間大きな声で「痛い」と叫ぶ上野さんから「淋しい」
という言葉を聞きました。そして、威圧的な上野さんとは別の一面をと
らえ、カンファレンスによって、消灯後のケアを計画しました。

　青木看護師のこのケアを、上野さんをどう理解するかという視点と、
敬遠する看護師たちへの働きかけという、2点から考えてみましょう。

　まず、上野さんをどう理解するかですが、上野さんを〈威張っている
かかわりにくい患者〉ととるか、あるいは〈かかわりにくいけれども、看
護師がそばにいる援助を必要としている患者〉ととらえるかによって態
度が違ってきます。

　この違いは、上野さんの見方を、看護師側に置いているか上野さん側
に置いているかによる違いだと考えられます。

　前者のように上野さんを看護師側からとらえると、上野さんへの理解
が進まずに、「いやな患者」で終わってしまい、次のケアに発展しません。
一方、後者のように何らかの援助が必要としている患者であるととらえ
ると、「淋しい」という上野さんに対して、「そばにいる」というケアが
計画され、看護師間で共有することができます。上野さんにとっても「淋
しい」という思いが短い時間でも解決され、1人ではないという、安心
感を得ることができるでしょう。

　そして、上野さんを敬遠する看護師たちに、カンファレンスを通して

働きかけることは、上野さんにどうケアを提供するか、その態度を検討することであると考えられます。

　つまり、看護計画のケア（行為）をチームで共有するとともに、上野さんを〈威張っているかかわりにくい患者〉ではなく〈かかわりにくいけれども、看護師がそばにいる援助を必要としている患者〉としての態度をチームで共有することになります。それは、上野さんのそばに15分いることが、上野さんにとってなぜ必要なのか、その認識を共有することだといえるのではないでしょうか。

◆このケアの評価◆

　病院での看護師の仕事は患者への直接ケアと、その病棟に勤務する看護師間の連携の2つが組み合わさっています。この看護師間の連携では、看護計画の立案通りに直接ケアを行うことが注目されやすいのですが、それとともに、なぜ、そのケアがその患者に必要なのか、ケアに対する態度を共通理解しておくことが大切であると思われます。青木看護師がカンファレンスにおいて、上野さんへの消灯後のケアを検討することは、チームの働きの方向性を検討することだからです[3]。

　看護師とはいえ1人の人間ですから、威圧的な上野さんによい印象をもっていないこともありえますが、カンファレンスとは、個人的な感情や考えから一歩抜け出して、専門職としての態度を育てていく場でもあるのです。

　上野さんの「ありがとう」という言葉は、上野さんに沿って上質なケアを提供したアウトカムとしてとらえることができると考えてよいかもしれません。

3．この事例のリフレクションから学べること

①日常生活行動にはその患者が生きてきた生活の歴史を踏まえた、その人なりの価値があります。それを見出すことが「今を生きる」ことへ

の援助となります。

②看護師は患者理解をどう行うかを意図的に考えることが必要になります。かかわりにくい患者の場合、「何らかのケアを必要としている患者」ととらえることで、どのようなケアを行うかが検討でき、看護が発展します。

③カンファレンスで患者に行うケアの意味づけを看護師間で検討することによって、方向性を統一してケアの提供ができます。また、個人的な感情や考えから一歩抜け出して、専門職としての態度をともに育てていくことができます。

引用・参考文献

1）川島みどり：看護技術の現在，勁草書房，p.105-115，1997.
2）下村裕子・林優子・井上智恵他：看護が生活者の視点でかかわるということ——糖尿病患者の理解と行動変容の「かぎ」，プラクテイス，23（5），p.525-531，2005.
3）川島みどり・井部俊子・山西文子他：今日の看護指針——臨床実践能力の向上をめざして，看護の科学社，p.26-31，2007.

リフレクション3
――検査前処置のプロトコールと患者の反応へのケア

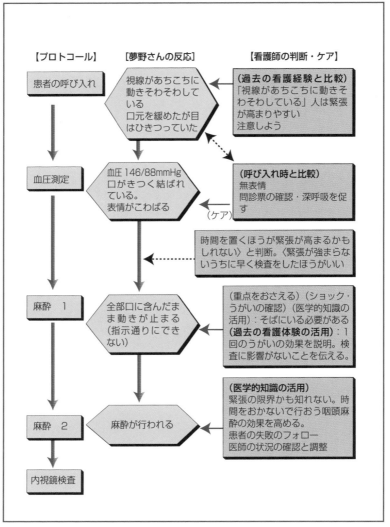

事例3のリフレクティブ・フレームワーク

●●事例3 ●●

　夢野看護師は30歳、内視鏡室に勤務して4年が経ちます。前処置のプロトコールの進め方にも慣れています。そして、患者の内視鏡検査前の反応はさまざまであり、その反応をどうとらえてかかわるかが重要だと考えています。

　梅田さん（50代・男性）は胃潰瘍の疑いで、はじめて内視鏡を受けることになりました。検査の当日、梅田さんは内視鏡室がよくみえる待合室の椅子に座り、背中をピンと張っていました。

　夢野看護師が「梅田元雄さんですね」と名前を確認すると「はい」と返事はありました。夢野看護師は〈視線があちこちに動きそわそわしている〉と思い、〈視線が動いている人は緊張が高まることが多い〉という経験から注意してかかわろうと思いました。そして、「こちらのお部屋にどうぞ」とゆっくりとした口調で梅田さんを処置室に案内しました。

　梅田さんは一瞬、口元を緩めましたが目はひきつっていました。この表情から梅田さんには、検査をやらなければという思いと、できればやりたくないという〈検査への気持ちの距離がある〉と夢野看護師はとっさに思いました。そして、梅田さんを処置室に案内し丸椅子をすすめ、「まず先に血圧を測りますね」と伝えました。

　梅田さんの血圧は146/88mmHgとやや高めでした。夢野看護師が「血圧は普段どのくらいですか？」と確認すると、梅田さんは「高いかも……」と答えました。問診票を確認すると高血

圧症の既往はありませんでした。夢野看護師は〈無表情になった〉と思いつつ、呼び出し時の表情と比較して〈口がきつく結ばれている。だんだん表情がこわばってきた〉と観察しました。そして、「梅田さん、血圧がやや高めです。でも、いままで血圧の病気がないのでこのまま進めますね。ゆったりと深呼吸をしましょう」と声をかけました。

　梅田さんは肩を上下させ深呼吸を1回行いましたが、息を吐くときに「ふうー」とため息状の大きな息の吐き方をしました。これを見た夢野看護師は〈時間を置くと緊張が高まるかもしれない〉と判断し、〈緊張が強まらないうちに早く検査をしたほうがいい〉と内視鏡までの時間をできるだけ短時間で行おうと考えました。

　そこで、夢野看護師は次のステップである咽頭麻酔の説明を始めました。4％キシロカイン10mlに水10mlを入れたコップをみせて「喉の麻酔を始めますね。この薬を3回に分けてうがいをしてここに吐き出してください。喉の奥にあたるようにガラガラと長めにうがいをしてください」と梅田さんの目を見て説明しました。そうすることで〈私がそばにいますよ〉というサインを送ることができると夢野看護師は考えていました。

　4％キシロカイン10mlは麻酔使用量のマックスであり、医師と確認していました。キシロカインはショックを起こす可能性があることとうがいの状況を確認するために、他の業務を並行しつつも、ここだけは梅田さんのそばを離れない必要がありました。

　梅田さんは咽頭麻酔液を口に含んだまま動きが止まりました。夢野看護師は一瞬のうちに梅田さんの顔色を確認しました。梅田さんの顔色や表情に変化がなかったため、〈ショックではない〉と判断し、「大丈夫ですか？」と声をかけながら肩に手を置きま

した。梅田さんは「はっ」と我に返りました。薬液を全部、口に含んでいることがわかりました。

　夢野看護師は腰をかがめて、ゆっくりとした口調で梅田さんの肩に手を置き「大丈夫ですよ。1回でも十分効きますので楽に内視鏡はできます。ゆっくりガラガラと喉の奥でうがいをしてくださいね」と、薬液の効果を伝えました。

　患者の中には少しでも内視鏡検査が楽に終わるようにと咽頭麻酔を入念に行う人が多いので、十分な薬効が得られることを伝えることは検査に対する安心感を生むからです。梅田さんはうなずきながら「ガラガラガラ」とうがいを始めました。

　夢野看護師は〈緊張の限界かもしれない。時間を置かないで早くやろう〉と判断し、隣にある内視鏡室の医師の状況を確認し、すぐに梅田さんの検査を行ってほしいことを伝えて了承を得ました。

　夢野看護師は8％キシロカインスプレーを空噴霧し噴霧の確認を行い、「梅田さん、今度はこの麻酔を喉の奥にシュッとスプレーしますね。液はそのまま飲み込んでしまって大丈夫ですからね。2回しておきますね」と目線を合わせて伝えました。

　梅田さんはスプレーが喉の奥にかかるようにと口を精一杯あけました。夢野看護師は噴霧を2回行いました。プロトコールでは1～5回の噴霧で、通常は1回の噴霧（噴霧量0.1mlにリドカイン8mg含有）で終わらせますが、梅田さんに変化がみられることと先の麻酔が1回となり、多少時間が短かったため、噴霧を2回行うことで前麻酔の不足がないようにとの判断でした。

　スプレーの後、すぐに検査室に梅田さんを誘導し無事に検査を終えることができました。

2. 事例から看護の価値や意味を見出す

1. どういう状況が起きているのか

　梅田さんにとって、はじめての内視鏡検査でした。夢野看護師はプロトコールに沿って前処置を行いながら梅田さんの変化を観察し、何が必要かを判断しケアを行いました。この事例では、内視鏡室への呼び入れ時から血圧測定時や咽頭麻酔時に、梅田さんの反応をとらえてプロトコールを進めていく看護師の行為をリフレクションします。

2. 事例の分析・解釈

1) プロトコールの遂行と患者の状態の把握を並行して行う

　内視鏡検査はファイバーの改良によって患者の苦痛はずいぶんと軽減されてきましたが、患者にとって緊張度の高い検査であることには変わりがないのが現状です[1]。中川ら[2]の調査によると、患者の呼び出しから内視鏡を始めるまでの前処置の時間は平均約6分間かかることがわかっています。

　ここでの夢野看護師の行為は大きく分けて2つあります。1つは内視鏡検査を行うまでの前処置(診療の補助)をプロトコール通りに進めることと、もう1つは前処置を進めるたびに患者の身体徴候や言動を観察し、何が起こっているかを判断して、その状態に応じたケアを行い次の処置をどう進めるか次の推論を行っていることです。

　では、各場面でこれらの2つの行為をどのようにしているのかを詳しくみてみましょう。

①【呼び入れ時】　呼び入れ時の患者の反応が変化の観察の基盤となる

　まず、夢野看護師は梅田さんを内視鏡室に呼び入れるときに、梅田さんがどこに座っているのかを注意し、また、名前を呼ばれたときに、ど

> **類似性認知**
>
> 　ベナーによると、類似性認知とは「過去と現在の状況の客観的形類が明らかに異なるにもかかわらず、〈あいまい〉な類似点を認知するという能力」[3]で経験に裏づけられた知識であると考えられています。類似性を認知することで過去の状況と今の状況を比較することができ、相違を認知しやすすなり、新しい疑問と可能性が生まれます。

のような反応を示すか確認しています。梅田さんの視線が動いていたことを確認し、夢野看護師はこれまでかかわった患者の状態と比較しています。初期のこの段階で「視線が動いている人は緊張が高まることが多い」と経験から知っていた夢野看護師は、梅田さんへのかかわりを「注意してかかわる」と意識に登らせています。

　このように初対面の患者の状態を把握するときに、過去の看護経験を今、目の前にいる患者の観察に活用することができます。比較して考えることによって、過去の経験との類似性や相違が明らかになり、梅田さんの状態の変化をとらえる基盤となると考えられます。ベナー[3]はこれを〈類似性認知〉と呼んでいます。

②【血圧測定時】　測定値が何を伝えているのかを探求して、患者の反応の
　変化をとらえる

　次に、血圧測定のときには測定値がやや高かったことから、患者に何が起こっているのかを探索していきます。

　まず、既往歴を確認し高血圧症がなく、血圧がやや高いことは梅田さんに何らかのストレスがかかっていることが予測されます。そこで、夢野看護師は梅田さんの呼び入れ時の表情と今の表情を比較して、〈無表情〉〈口がきつく結ばれている。だんだん表情がこわばってきた〉と変化を確認し、「深呼吸」を促しています。梅田さんの深呼吸の仕方がため息状であることの確認が、〈緊張が強まらないうちに早く検査を終わりにしよう〉と次の対

応の予測につながっていることがわかります。

　外来での内視鏡検査のように、少ない情報で患者の変化をとらえるときには、呼び出し時の患者の表情や言動が変化を確認する基点となるといえます。

　このように患者の状態を比較して変化をとらえることは「パターン認知」[4]と呼ばれ、看護師に備わった経験によって培われる能力です。

③【咽頭麻酔 1】　薬剤の知識に裏づけられた行為と患者の反応への対応

　次に咽頭麻酔をかける段階に入ります。咽頭麻酔は身体的な侵襲がない簡便な方法ですが、夢野看護師は薬剤に対する梅田さんの反応を注意深く観察をしています。それは使用量がマックスであり、キシロカインはショックを起こす可能性があるという薬剤の知識に裏づけられた観察であり、「患者のそばを離れない」根拠ある行為につながっていると考えられます。

　そして、梅田さんの動きが止まったときにすばやくショックかどうかの観察と判断を行い、ショックではなく方法を間違えたことを把握しています。梅田さんは指示通りでないことに気がつき、一瞬、躊躇したと考えられます。このことが次のケアである薬効の説明につながったといえるでしょう。

　夢野看護師は薬液を一度に口に含んだ梅田さんに対し、1回でも十分に麻酔薬の効果が得られることを説明しています。単なる「薬効の説明」ではなく、「薬効の説明をすることによって内視鏡検査に影響がないこ

パターン認知

　ベナーによると、パターン認知とは「状況の構成要素をあらかじめ明らかにせずに関係を認識する能力のこと」[4]です。患者の表現する反応パターンを認識するために、患者の呈している特徴と記憶されている特徴を比較することです。

と」を伝えるケアとなっているようです。

　このケアの根拠になっているのは「多くの患者は咽頭麻酔のうがいを入念に行なう人が多い」という経験から得た知識であり、「少しでも楽に検査を受けたい」という患者の心理への理解です。梅田さんは夢野看護師のこのような根拠ある説明を受けることによって、うがいを行うことができたともいえるでしょう。

④【咽頭麻酔2】　咽頭麻酔後にすぐに検査ができるように調整する

　梅田さんが「3回でうがいを行う」という指示された行動がとれなくなっているため、夢野看護師の「時間をかけないで行う」という判断が現実味を増していったと考えられます。

　夢野看護師は2回目の咽頭麻酔であるスプレーによる咽頭麻酔後に、すぐに内視鏡が可能かを医師に確認し了解を得ています。一瞬の調整ですが、数分待たされたときの梅田さんを考えると、この調整は梅田さんにとって必要なケアとなっています。「緊張して待つ」という時間をもたないことは、緊張をしなくてよいのでこれ以上の負荷がかからないと考えられるからです。

　また、うがいの時間が多少短かったことを考慮して、キシロカインの噴霧を2回に増やしています。とっさの判断ですが、梅田さんにとって自分の失敗がフォローされ、麻酔が足りないのではないだろうかという気がかりから開放される対応であるといえるでしょう。

◆このケアの評価◆

　夢野看護師は限られた時間の中で一定の処置を行う能力をもち、処置がスムーズに行えるように、患者の状態の変化の観察を繰り返し行い、その観察に基づいて患者をケアし、さらに次の処置をどう行うかの判断や調整を同時に行っていることが明らかになりました[5]（表1）。

　まず、看護師の患者の状況を見極めて行なわれる的確な判断は、プロトコールとして定められた手順通りに行いながら、患者の反応を確認し

表1　消化管内視鏡における専門性として看護師に求められる能力

テーマ	状況
検査・処置・作業の流れを予測して判断・行動に移す	1.　特殊機器に対する熟練した技術が常に求められる状況 2.　瞬時に判断しながら医師との連携を求められる状況
短期間で情報収集・アセスメントし、年齢や検査経験に合わせて説明する	3.　短時間で限られた情報から患者把握を求められる状況
処置技術と看護技術を並行して提供する	4.　内視鏡の手技的操作と看護技術の提供が同時に求められる状況

（新居富士美他：消化管内視鏡検査における専門性としての看護師に求められる能力——内視鏡部門に勤務する看護師を対象とした半構成面接調査，日本看護研究学会雑誌，29（5），p.104，2006 より引用）

て、その判断を次のケアに生かすことに活用されていました。これは看護師が医学的知識とその手順に精通し、また、状況に対応しているといえるでしょう。

　プロトコールに沿って処置を行ないながら、梅田さんの変化をとらえるときに、呼び出し時の梅田さんの状況が基盤になっていました。これまでの看護経験から患者行動や思いを把握して、それを「今、ここ」の観察やケアに役立てているのです。

　これらは教科書的な知識ではなく、経験から得られたものであり、それを活用して、さらに新たな経験を積んでいると考えらえます。

2）プロトコールの中で何が重要なのかを押さえる

　内視鏡室に勤務する看護師は同じプロトコールを用いて多くの患者に前処置を行います。

　夢野看護師は4％キシロカインを使用する場面において「ここだけは一瞬でも梅田さんのそばを離れない必要がある」と判断しています。プロトコールの中でも何が重要なのかをとらえていることがわかります。

　夢野看護師はこの判断と行為によって、梅田さんが一度に薬液を口に含んだままでいることに気がつき、うがいを促すことができました。こ

> **重点を押さえるセンスとプロトコール**
>
> 　ベナーは、「重点を押さえるセンスをもつことは微妙な点まで徹底的に押さえて、事柄がより重要であるか、あまり重要でないかはっきりしている意味をもつ」[6]と述べています。経験を積んだ看護師は、全ての仕事や観察事項を同等に重要であるとは考えません。プロトコールやチェックリストは標準化され、一定の手順や観察項目を示したものであり、これらは大まかな網として活用し重要な徴候を見逃さないことが重要です。

れには夢野看護師の姿勢として、使用する薬剤は危険を伴うものであるというキシロカインに対する知識と、咽頭麻酔が検査の成否に及ぼす影響、薬を使用する患者への配慮がみられます。

　夢野看護師が梅田さんのそばを離れ、指示通りの行動が取れない状況を見逃すと、薬液が口に含まれた状態だけをみれば、すでにうがいが終わったと誤解し、咽頭麻酔が十分に行われないままに検査に移行することが起こったかもしれません。「ここだけはそばを離れない」という判断は重点を押さえる専門的なセンスだといえるのではないでしょうか。

　当然のことだと思われがちですが、繰り返される行為において人間は慣れが生じ、プロトコールの遂行に懸命になり、何が重要か重要でないのかを業務の中では見過ごすことがあります。その慣れを常に意識することが専門職としては不可欠です。夢野看護師は繰り返される業務の遂行だけに気を取られず、梅田さんの反応に対応しつつ重点を逃さなかった[6]といえます。

◆このケアの評価◆

　規則的な業務に頼らずに、重点を押さえながら患者の反応をとらえている夢野看護師の行為によって、梅田さんは内視鏡検査へと進むことができました。

プロトコールは前処置を遂行するための大切な指標ですが、その中で何が重要なのかを押さえることによって、患者の状況に沿った観察を行うことができます。また、一定の時間内に検査を終了することが求められる外来での検査の安全につながると考えられます。このことが「今、ここ」で出会った梅田さんを、「第一線で守る」[7]ことであるといえましょう。

3．この事例のリフレクションから学べること

①看護師は内視鏡検査時の前処置を、プロトコールに従って進めながら、プロトコール通りに処置を受ける患者の観察をして何が起こっているのかを判断し、必要なケアを行うという2つを並行して行っています。このことによって患者の変化に対応しています。

②看護師は患者の状況を判断するときに、過去の看護体験と今の状況を比較したり、患者の最初の反応を基点として、時間の経過に沿って変化をとらえることができます。

③看護師はプロトコールの遂行時に何が重要なのかをとらえることによって、規則的に繰り返される業務の遂行に頼らずに、患者の反応をとらえ、患者を第一線で守ることができます。

引用・参考文献

1）三木佳子：上部消化管内視鏡検査における患者心理評価と検査受容に関する検討，日本看護学会誌，12（1），p.45-49，2003.
2）中川友子・東めぐみ他：内視鏡検査を受ける患者の術前のかかわりにおける看護師の判断と判断に対する確認行為，日本看護学会看護総合，2008.
3）ベナー，ターナー：臨書の場における判断——エキスパートナースは直観的洞察をどのように使うか　習熟した看護婦はそのとき澄まされた第六感によって命を救う判断を下すことができる，松谷美和子訳，看護研究，24（1），p.63-72，1991.
4）前掲論文3）.
5）新居富士美・阿部恭子・大島操：消化管内視鏡検査における専門性としての看護師に求められる能力——内視鏡部門に勤務する看護師を対象とした半構成面接調査，日本看護研究学会雑

　誌，29（5），p.108，2006.
6）前掲論文3）.
7）パトリシア・ベナー：エキスパートナースとの対話——ベナー看護論・ナラティブス・看護
　倫理，早野 真佐子訳, 照林社，p.79-83，2004.

リフレクション4
──「静か過ぎる」患者の術前術後を支える

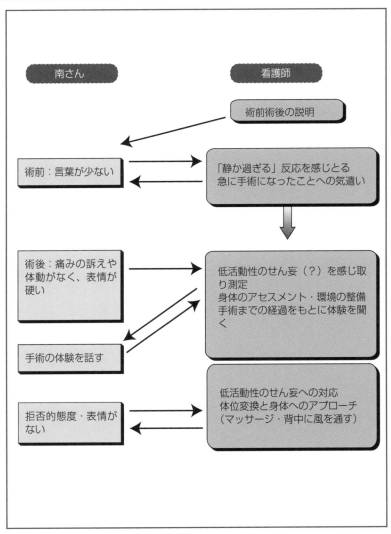

南さん | 看護師

術前術後の説明

術前：言葉が少ない

「静か過ぎる」反応を感じとる
急に手術になったことへの気遣い

術後：痛みの訴えや
体動がなく、表情が
硬い

低活動性のせん妄（？）を感じ取
り測定
身体のアセスメント・環境の整備
手術までの経過をもとに体験を聞
く

手術の体験を話す

拒否的態度・表情が
ない

低活動性のせん妄への対応
体位変換と身体へのアプローチ
（マッサージ・背中に風を通す）

事例4のリフレクティブ・フレームワーク

1. 語りによる事例紹介

●●事例4 ●●

　南さん（40代、男性）は外資系の会社の管理職で、これまで大きな病気をしたことがなくはじめての入院でした。穏やかな口調で話す人で、奥さんや娘さんとも楽しそうに話をしていました。

　南さんは腎盂がんの診断を受け、その2週間後である明日、右腎盂、尿管全摘除術、膀胱部分切除術を受けることになりました。プライマリナースの福原看護師は手術前日、パンフレットを使って術前オリエンテーションを行いました。

　この手術は麻酔時間を含めて6時間と手術時間が長いこと、術後に今いる個室に戻るが担当は自分（福原看護師）であること、点滴や尿道留置カテーテル、腹部にカテーテル類が入ること、術後は腰から硬膜外麻酔を行い痛みをコントロールできること、さらに傷が痛いときには我慢せずに必要な痛み止めを使用できるといったことを、ゆっくりと説明しました。

　南さんは説明に軽くうなずき質問もなく静かに過ぎました。福原看護師は心の中で〈静か過ぎる〉〈いつもなら質問がいくつか出るのに〉と思いつつ、「説明を聞いて何かありますか？」と確認しましたが、南さんは「いや、ありません」と多くを語りませんでした。

　福原看護師は「一気に手術になってしまったので、病院に慣れるまで大変ですね。でも、手術中も私がここで待っていますね。」と伝えました。そのとき、南さんは術前術後の注意書きが書いてあるオリエンテーション用紙から目を離して、はじめて

福原看護師の目を見ました。そして静かに「わかりました」と言いました。福原看護師もほっとして、何かを感じました。この間、15分でした。

　手術は無事に終了し、南さんは半覚醒の状態で個室に戻ってきました。手術時間は4時間8分、出血量は800mlであり、医師は時間、出血量ともに問題ないと判断していました。手術終了時、酸素4ℓ/分下で血液ガス　PO$_2$ 158.3mmHg、PCO$_2$ 36.7mmHg、酸素飽和度　SPO$_2$ 99％で、低酸素血症はありませんでした。採血の結果は感染徴候（CRP）4.5mg/dlで上昇傾向にありましたが、電解質の顕著な異常はみられませんでした。

　手術時間が予定よりも短く、また出血量もこの手術としては多くない量でしたので、身体的には順調な経過が見込まれると福原看護師は予測しました。ただ、術前オリエンテーションがあまりにもあっけなく終わったことが気になり、当直の原田看護師に「手術は順調だと思うけれど、術前オリエンテーションのときなんか静かだった」と申し送りをしました。

　ドレーンは右後腹膜、右骨盤内ドレーン、胃管チューブ（翌朝、抜去予定）、膀胱留置カテーテルが挿入されていました。酸素4ℓ/分（マスク）（翌朝中止予定）、血栓予防のセクエルを使っており、通常の状況でした。

　南さんはこの夜は眠れない様子でした。痛みについては硬膜外カテーテルからフェンタネスト0.6mgと2％アナペインが2ml/時でいっており、疼痛時には患者の意思によってフラッシュができました。

　22時のラウンドのとき、原田看護師が「傷の痛みはどうですか」と尋ねると、南さんは「痛くなってきました」と返答したので、継続オーダーであるソセゴン15mgを生食100mlにミキシングして点滴を行いました。その後は痛みを訴えることはありませ

んでした。

　午前 0 時のラウンドのとき、ベッドに近づくと南さんは目を開けました。自ら痛みを訴えることもなく、看護師の声かけに「大丈夫です」と答えました。自分から動かずほとんど話しませんでした。原田看護師は〈やっぱりなんかおかしい。表情が硬い〉と思い、身体を休めるために痛み止めや眠剤を使うことができることを伝えましたが、南さんは「大丈夫です」ときっぱりした口調で言いました。硬膜外カテーテルのフラッシュも使用したメモリーがありませんでした。

　南さんの表情が平たんで拒否的なことから、低活動性のせん妄[1] が始まっているのではないかと考え、せん妄状態をニーチャム混乱・錯乱スケール[2] で測定しました。自発的な動きや訴えがなく、不適切なほど沈黙していることから 20 点とし、軽度または発生初期の混乱、錯乱であると判断できました。

　原田看護師はせん妄を促進しないためにカテーテル類をできるだけ南さんの目につかないように配置しました。また、南さんが少しでも気持ちを表出できることが必要だと考え、椅子に座って術後の経過は順調で身体的にも安定していることを伝え、「診断を受けてから手術まで 2 週間しかなかったので、大変でしたね。どのように過ごされてきたのですか？」と南さんに話しかけました。

　南さんは「ええ。仕事のことが心配でした。尿が赤いなと思っていたのですが、疲れているのかなぐらいにしか思っていなくて。受診した朝、尿というより血が出て、びっくりしました。経過が安定していてよかった」と言葉少なく話しました。南さんとの会話はかみ合っていて、目を見て話すことができました。原田看護師はしばらくそばに付き添い退室しました。この間、10 分でした。

2時のラウンドのときは、南さんは目を覚ましていました。創部の痛みを訪ねると「大丈夫です」と答えました。バイタルサインは体温が37.6℃でクーリングを行ったほかは安定し、SPO$_2$は99％でした。水分のバランスも問題なく、ニーチャムで測定すると20点でした。原田看護師はせん妄を促進しないように身体の緊張を和らげようと考え、体位変換を促すと、南さんは「いいです」の一点張りでした。

　〈このままでは褥瘡ができてしまうし、身体がつらくせん妄への緊張が高まるかもしれない〉と判断した原田看護師は「腰に入っている硬膜外麻酔のカテーテルを確認しますね」と処置を理由に南さんの身体に触れました。

　横向きにしようと南さんの身体に手を当てると、棒のように硬直していました。原田看護師は同僚と南さんの身体を45°程度に浮かせて背中に風を通し、「南さん、身体はつらくないでしょうか。少しさすりますね」と10分ほど背中をさすりました。南さんの背中の力が抜けていくのが伝わりました。

　原田看護師は部屋から出るときには「今は、夜の2時ですが、3時頃また来ますね」と伝えると南さんはうなずきました。

2．事例から看護の価値や意味を見出す

1．どういう状況が起きているのか

　福原看護師は術前オリエンテーションを通じて、南さんの術前の状況を「静か過ぎる」術前の緊張をとらえ、術後の「静か過ぎる」反応を理解し、低活動性のせん妄ではないかととらえ、それにそったケアを行いました。

　この事例では術前オリエンテーションが術後のケアにつながり、南さ

んの言葉が少ない状況をせん妄の初期ととらえ、その度に行ったケアがどのようであったのかをリフレクションします。

２．事例の分析・解釈

１）術前オリエンテーションを通して患者の状況を把握する

　南さんに対する術前術後に関する説明は「術前オリエンテーション」の一部です。手術件数の多い外科系病棟や眼科病棟では、毎日、同じ用紙を用いて何回も説明をしていることでしょう。

　在院日数が平均12、13日の大学病院の場合は、手術当日を含めて数日程度という手術も多く、看護師たちのめまぐるしい働きが切実に感じられます。こういった状況を踏まえて、説明内容は同じでも説明を受ける患者は同じではないという前提から看護は始まります。

　福原看護師は、南さんに対して通常の説明を行いましたが「静か過ぎ

せん妄の特徴

　せん妄は「急性のあるいは変動する精神状態と注意の集中力低下に加えてまとまりのない思考、あるいは意識レベル（清明ではない）」と定義され、一時的な低酸素症、投与薬物、大きい浸襲など基本的に身体的な問題に伴って起こり、環境自体は促進因子と考えられています[3]。せん妄には過活動性せん妄と低活動性せん妄の２つがあり、低活動性は見逃されやすいので注意が必要です。

低活動性せん妄	過活動性せん妄
引きこもり	睡眠障害
起伏のない情動	見当識障害
無関心	幻視・幻覚
反応の低下	

る」ことに気がつきました。多くの患者に説明をする中では、黙っている患者さんもいることでしょう。看護師にとって、あまり気にしていないこと（あるいは、気にしていられないこと）かもしれません。

　しかし、福原看護師は気づきによって、一般的な説明に留まらず急に手術になったことについて、南さんへの気遣いと会話の内容を変えました。そして、担当看護師として自分は手術中には病棟で待っていることを伝えています。ケアのアウトカムを通して南さんがはじめて視線を合わせてくれたことも確認しています。

　これらは小さなことですが、いつも行っているオリエンテーションから南さんの気がかり近づくことができるといえます。

◆このケアの評価◆

　この場面から教えられるものが多くあります。例えば、人は表に出している表情とは違った感情をもっていること、逆に身体の動作から、言葉では表現しない感情が伝わることです。

　福原看護師の一連の行為を考えてみるとすれば、南さんの〈静かさ〉を「こういう患者さんもいるよね」「南さんは温厚な性格だから」と習慣的に流さないことが大切だと考えられるでしょう。

　福原看護師は「はじめての入院、腎盂がんと診断されてから、その２週間後という短期間の間に右腎盂、尿管全摘除術、膀胱部分切除術を受ける」という南さんの状況をとらえています。

　看護師は１つの病棟で、ほぼ同じメンバーで看護を行っています。病棟ではそれまで培ってきた物事の考え方が「文化」[4]として定着しています。その文化に浸ると、なかなか違う考え方や患者のとらえ方ができないことがあります。看護師は自分たちの患者の見方や物事のとらえ方に気がつき、さまざまな方向から考えていく柔軟性が必要であるといえるでしょう。

2）必要なときに患者が体験を話せる場を創る

　南さんは術後、半覚醒の状態で病室に戻り、順調に経過していました。

しかし、南さんは眠れない様子であり、痛みも1回訴えただけでした。ほとんど自分から動こうとしない南さんに対して原田看護師は低活動性のせん妄を疑い、ニーチャムスケールで測定して初期のせん妄状態であることを確認しました。そして、せん妄の促進因子であるチューブ類の整理を行い、術前の様子を聞くことができました。

　原田看護師は、術後の経過は順調で身体的にも安定していることを伝え、「診断を受けてから手術まで2週間しかなかったので、大変でしたね」と南さんが今、どのような体験をしているのかを聞こうとし、原田看護師が南さんの体験を聞く存在であることを伝えています。ここには南さんを支えるという関係が表れていると考えられます。

　南さんは、術前に手術に対する思いなどを看護師に話しませんでした。診断から手術まで2週間という期間は、南さんの社会背景を考えると、自分の体のことより入院することによる事後処理に奔走したのではないかと予測がつきます。しかし、そのことを話すこともなく手術を受け、自分の身体と向き合うことになったのです。自分の身体に向き合ったとき、今の状態を苦痛に思っても治療上必要であれば、この時間を耐えていくしかありません。

　原田看護師の言葉は、南さんに手術を受けた現実を意識させながら、それを成し遂げた達成感を多少なりとも南さんが感じることができました。また、経過が順調であることを知ることで、今後の見通しを立てることができるケアとなっているのではないでしょうか。

◆このケアの評価◆

　ナイチンゲール[5]は、希望や助言を気楽にいうことについて、「私の広範囲で長期にわたる実際の経験から、他の人や私自身が病気であった間に観察した習慣でこれほど悪い影響を及ぼすと私が断言できるものはほかにない」と述べ、さらにやめてほしいこととして「病人の危険な状態を軽くみなしたり、彼らの回復の見込みを大げさに言うことによって病人を"元気づけ"ようとする習慣」をあげています。福原看護師は南さ

んに安易な期待を抱かせるような「大丈夫ですよ」という励ましではなく事実を伝えています。

　原田看護師は南さんの体験を聞くことを通して南さんとかかわっていこうとする意思を伝えています。また、短い時間ではありますが、自分の話したいことを話すのではなく、南さんが思いを話せるようにかかわっています。南さんの「今」を支えているのだと考えられます。

　土屋は「支える」ことの根底には、3つの考え方があると述べています[6]。1つは、事実に直面しそれを受け入れなければならないのは、その人自身であって、他の人が変わってやることは決してできないということ、2つ目は相手（本人）の「能力」を信じること、そして3つ目は相手にかかわっていこうとすることです。

3）発生初期のせん妄状態への臨機応変な対応

　南さんは無事に手術が終了し、個室に戻りました。ここでは南さんが体位変換を断ったときの原田看護師の対応について考えてみましょう。

　原田看護師は福原看護師より、南さんが緊張していたとの申し送りを受けています。南さんの反応が乏しいことをせん妄の観点からとらえ、ニーチャムスケールは20点であり、軽度または発生初期の混乱、錯乱であると予測し、ケアが必要であると判断しています。体位変換を南さんが断ったことに対して否定せずに、いったん受け止めますが「しなくていいです」という要望をそのままにしませんでした。

　原田看護師は軽度または発生初期の混乱、錯乱状態に積極的にかかわるために「腰に入っている硬膜外麻酔のカテーテルの確認」を提案し行いました。そこでもし、原田看護師が、体位変換の必要性の説明や強引に体位変換を行っていたら、南さんはもっとストレスを感じたでしょう。医学的な理由をみつけることで、行う行為は同じでも、南さんに伝わるストレスは違うと考えられるため、臨機応変のかかわりの大切さが学べるのではないでしょうか。

◆このケアの評価◆

　術後のせん妄は多くの要因をもち [7)]、電解質異常や低酸素血症などの身体要因に睡眠妨害や環境の変化などの誘発因子が促進的に作用しているいわれています。また、せん妄の初発症状には「表情が暗い」「気難しい」など「感情の極端な変化」があります。

　術直後のベッド上安静の時期は、患者は生活行動の全てを他者の手に委ねます。「治療に伴う身体的、精神的な拘束」の状況で、患者自身の適応能力とのバランスに不均衡が起こると、ストレス状態は安定状態の限界を超えて何らかの言動が出現します。

南さんの場合は、「感情の極端な変化」が現れていて、ストレス状態は安定状態の限界を超えて、初期のせん妄状態に陥っています。「拘束」は手術という治療上の必要から起きるため、南さんにとって褥瘡予防や安楽のための体位変換よって、医学的な「硬膜外麻酔のカテーテルの確認」が有用であると判断され、安心感につながると考えられます。

　また、ベッドと背中の間に風を通すことは、背中と寝具の密着した緊張状況を「ふわっ」と一瞬なくすことができ、術後、蓄積した緊張を和らげます。「平安と緊張や不安、それに恐怖から開放された感情を特徴とする意識状態」[9]である術直後の南さんにとって「全身の筋肉が緊張から開放され」[10]て、安寧が感じられるケアといえるでしょう。

3．この事例のリフレクションから学べること

① 術前オリエンテーションは術前術後の説明だけではなく、患者が術後を予測して前向きに手術に臨むためのケアとなります。

②患者の体験に近づくためには、患者が自分の体験に向かうような質問が必要です。また、患者の態度を「性格だから」「こんなこともある」と受け流さず、「どうしてそうなのか？」と探求的にみることが重要です。

③せん妄には低活動性と過活動性があります。せん妄の原因である身体的なアセスメントを行い、スケールを活用してせん妄状態を判断することで適切な対応ができます。

④術後の心身の緊張が強い場合に患者にとって重要なことは、ケアの必要性の説明ではなく、患者のために看護師が何をするのかを臨機応変に言葉で伝えることです。看護師の行為が患者自身の有益になるとと知らせることが、患者の安心につながるからです。

引用・参考文献

1）卯野木健：クリティカルケア看護入門，ライフサポート社，p.143-150，2008.
2）一瀬邦弘他監修：せん妄　すぐに見つけて！すぐに対応，照林社，p.26-39，2004.
3）前掲書1）．
4）中村雄二郎：共通感覚論，岩波書店，p.79-91，2000.
5）フロレンス・ナイティンゲール：看護覚え書き──本当の看護とそうでない看護，小玉香津子・尾田葉子訳，日本看護協会出版会，p.124，2004.
6）森岡正博編著：「ささえあい」の人間学，法蔵館，p.47-63，1996.
7）前掲書2），p.58-61.
8）長谷川真澄：急性期の内科治療を受ける高齢患者のせん妄の発症過程と発症因子の分析，老年看護学，4（1），p.36-46，1999.
9）ジュリア・バルザー・ライリー：看護のコミュニケーション，渡部富栄訳，エルゼビア・ジャパン，p.247-257，2007.
10）ヘンダーソン：看護の基本となるもの，湯槇ます・小玉香津子訳，日本看護協会出版会，1992.

リフレクション5
──遷延性意識障害患者の潜在能力を引き出す

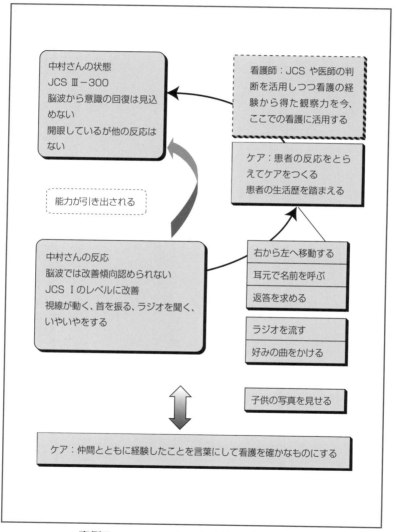

中村さんの状態
JCS Ⅲ－300
脳波から意識の回復は見込めない
開眼しているが他の反応はない

看護師：JCSや医師の判断を活用しつつ看護の経験から得た観察力を今、ここでの看護に活用する

ケア：患者の反応をとらえてケアをつくる
患者の生活歴を踏まえる

能力が引き出される

中村さんの反応
脳波では改善傾向認められない
JCS Ⅰのレベルに改善
視線が動く、首を振る、ラジオを聞く、いやいやをする

右から左へ移動する
耳元で名前を呼ぶ
返答を求める

ラジオを流す
好みの曲をかける

子供の写真を見せる

ケア：仲間とともに経験したことを言葉にして看護を確かなものにする

事例5のリフレクティブ・フレームワーク

●●事例5 ●●

　中村さんは 30 代後半の女性で、今回が 3 人目の出産でした。
分娩経過中に子癇発作を起こし弛緩出血によるショックを起こ
しました。経腟分娩後、緊急に子宮全摘術を受けました。意識
レベルは Japan Coma Scale（以下 JCS）Ⅲ -300 が続き、DIC に
よる多臓器不全、脳梗塞を合併しました。

　約 2 か月の加療後、全身状態は安定しましたが、脳外科医は
長期予後が不明であると判断しました。脳波により意識の回復
は見込めない遷延性意識障害と診断され、救命救急センターか
ら小児科・産婦人科の混合病棟に転棟になりました。転棟時、
中村さんの意識レベルはⅢ -200 の状態でした。気管切開による
自発呼吸、対光反射はありましたが呼びかけに反応はありませ
んでした。バイタルサインは安定していました。

　中村さんのような意識障害の患者が入院することがあまりな
い病棟でしたので、看護師たちは緊張していました。

　転棟後 1 週間が経ち中村さんは目を開けているときが多くあ
りました。JCS ではⅢ -100 ～ 200 であり、吸引時などは苦しそ
うな表情をすることがありました。

　桜沢看護師は検温を行いながら、〈JCS は 200 だけれども、眼
が開いているのに何も見えないのだろうか？　もし見えている
としたら、何も感じないことがあるのだろうか？〉と疑問をも
ちました。桜沢看護師は言葉が発達していない乳児の泣き方な
どから、何らかの信号を受け取った小児科での経験からそう思
いました。

桜沢看護師は中村さんの部屋を訪室するたびに、わざと右から左に移動し、中村さんの視線が動いていないか確かめ、また、家族が作った千羽鶴を中村さんの見える位置にして「娘さんが折ってくれたんですよ」と声をかけてゆすりました。

　また、声をかけるときには〈近くで話しかけられたほうが、自分に向かって言葉がかけられているという意識が湧くのではないか〉と考え、中村さんの耳元で「中村さん、こんにちは。とてもいいお天気ですよ」と名前を呼んで話しかけました。

　2週間後、桜沢看護師は「中村さん、こんにちは」と声をかけて病室に入ると、中村さんの目が動き、自分のほうを見ているように感じました。桜沢看護師は〈あれ？〉と思い、中村さんの耳元で「中村さん、私が入ってきたことがわかりますか？」と話しかけながら、中村さんの顔の前で自分の顔を動かしてみました。すると中村さんの視線が動いていることが伝わりました。JCSはⅢ-200でした。

　桜沢看護師は千羽鶴を中村さんの目の前にもっていき、「中村さん、この千羽鶴は見えますか？　娘さんがもってきてくれたんですよ」と少し揺らしてみると、これまで以上に中村さんの視線がはっきりと千羽鶴の動きを追っている様子がみられました。

　桜沢看護師は〈中村さんの目は見えている〉と思い、ナースステーションで「中村さん、私が部屋に入ったときに私を見たような気がするんだけど……」と話題にしました。すると「私もそう思う。なんとなく見てるって思った。最近は吸引や体位変換のときの表情も、豊かになった気がする」と同意する看護師がいました。

　こうして桜沢看護師は、中村さんの視線が動くことを確認しあい、視覚があるのなら他の感覚もある可能性が高いと考え、まず、聴覚にかかわることにし、中村さんの生活歴に沿ってケアを行いました。

まずは中村さんが反応しやすいように「千羽鶴見えますか？」のような「はい」か「いいえ」で答えられる質問をしました。すると、かすかに首が上下に動いたのが確認できました。そこから　さらに刺激を聴覚に伝えようと思い、ラジオを流しました。中村さんの表情から何となく聞いている反応が感じられたので、音楽の話を耳元でしました。最近のヒット曲やクラッシックの話には反応がありませんでした。この頃は JCS Ⅰ- 3 〜 10でした。

　そこで、中村さんは桜沢看護師と年齢が近いこともあり、青春時代に流行した歌謡曲の話をしました。すると中村さんの表情が明るく変わりました。「八代亜紀が好き？」と聞くと「違う」という表情で首を振りました。「アイドル歌手は好き？」と聞くと「そうそう」というようにうなずきました。いろいろな歌手の名前を挙げたところ「工藤静香」に大きなうなずきがみられました。桜沢看護師は中村さんの関心に届くことができて、とても嬉しくなりました。

　この頃、頭部 CT、脳波上、今の状態から改善するものは認められず、ショックから 3 か月が経過することを考えると、これ以上の改善は難しいという医学的な判断がありました。

　その 1 週間後、工藤静香の曲を流すと右手で曲のリズムを取る姿がみられました。桜沢看護師は〈中村さんは工藤静香が本当に好きなんだ。右手が動くんだ〉と確認することができました。

　転棟 1 か月後、中村さんの表情から言っていることを理解していると感じられるようになりました。そして中村さんには「話をしようと口を動かす動作」などがみられました。「うなずき」から「いやいや」など感情を表現するようになったので、子どもの写真をいつも見えるところに置き、話しかけるときには、「○○ちゃん」とお子さんの名前を呼ぶようにしました。JCS はⅠ-

1でした。

　桜沢看護師は産婦人科で入院するお母さんへのケアから「子どもの存在は、患者にとって大きな役割を果たしている」ことを知っていました。何より中村さんが出産して間もなかったからです。子どもの写真が眼に入ったときには、急に涙を浮かべて泣き出したり、笑顔になったり感情が表情に表れるようになりました。中村さんはこの頃から目覚しく回復しました。

　その1か月後、中村さんは会話が可能になり、椅子に座って食事をするまでに回復しました。

2. 事例から看護の価値や意味を見出す

1. どういう状況が起きているのか

　救命救急センターにおいて中村さんは、意識が戻ることがない遷延性意識障害と診断されました。転棟先の病棟看護師は、状態が安定しているとはいえ遷延性意識障害の患者のケアに慣れていないために緊張していました。

　中村さんに対して桜沢看護師は〈JCSは200だが目が開いているのに本当に見えないのだろうか？〉という疑問をもちました。そして、子どもへの看護の経験を生かして観察を行い、中村さんの目の動きを感じるとそのことを仲間と共有して、中村さんの生活歴に沿ったケアを次々と創り出し、中村さんの意識レベルは改善しました。

　この事例では、医学的な所見では改善が難しいとの判断された遷延性意識障害患者の潜在する能力を引き出したケアはどのようであったかをリフレクションします。

2．事例の分析・解釈

1）JCS を活用し看護の経験から得た観察力を看護に活用する

　遷延性意識障害と医学的に診断され、意識の回復は困難であると判断されていた中村さんが改善した発端となったのが、〈JCS は 200 だが眼が開いているのに何も見えないのだろうか？〉という桜沢看護師の問いでした。

　桜沢看護師は一見何気なく、この問いを発しているように思われますが、実はそうではありません。JCS というスケールで意識状態の判断をしながらも、そのスケールだけに頼らずに看護経験や生活体験などの過去の経験から培われた「実践の知識」によって、裏づけられた問いではないでしょうか。

　なぜ、この問いを桜沢看護師がもつことができたのか、桜沢看護師に尋ねてみると、子どもへの看護の体験が生かされていたことが語られました。

　この病棟は小児科との混合病棟です。中村さんのような遷延性意識障害の患者様をケアした経験が少なく、どのようにかかわっていいのか模索していました。でも、中村さんが自分から意思表示ができないことは、子どもと共通しているなと思いました。

　小児科では、言葉の発達が十分でない乳児や子どもへのケアを行うために、機嫌・ミルクの哺乳力・泣き方などから、子どもの発している信号を受け取って、状態を把握します。たぶん、今回はその経験が生きたのだと思います。だから、中村さんが発している非言語的表現、つまり視線ですが、「目が開いている」ことで、何らかの反応があるのではないかと注意深く観察をしていました。

　桜沢看護師の語りからは、子どもの状態を機嫌やミルクの哺乳力から、「今日は体調がよさそう」「今日はミルクを吸う力が弱い」などと観察す

遷延性意識障害の定義

　遷延性意識障害の定義はいまだ確立されておらず、また治療やリハビリテーションの方法も同様です。臨床で意識障害を評価する方法としては、JCS や Glasgow Coma Scale（GCS）があります。これらのスケールは脳障害の発症時に起こる脳圧亢進が、生命の危機的状況をもたらす病態を共通言語で評価する方法として開発されました。脳浮腫などが軽減した遷延性意識障害に対しては病態の変化によって重症化する意識障害を評価する方法の妥当性が問われており、遷延性意識障害の評価指標の早期開発が求められています[1]。

遷延性植物状態（Persistent Vegetative State）

　遷延性植物状態とは、1972 年に日本脳神経外科学会植物状態患者研究協議会によって、次のように定義されています[2]。

　「useful life を送っていた人が脳損傷を受けた後で以下に述べる6項目を満たすような状態に陥り、ほとんど改善がみられないまま満3か月以上経過したもの」

　（1）自力移動不可能
　（2）自力摂食不可能
　（3）尿失禁状態にある
　（4）たとえ声は出しても意味のある発語は不可能
　（5）「眼を開け」「手を握れ」、などの簡単な命令にはかろうじて応ずることもあるが、それ以上の意思の疎通が不可能
　（6）眼球はかろうじて物を追っても認識はできない

る経験を積むうちに「こういう場合はこうすれば子どもの信号をキャッチできる」という、観察する力が知識[3]として培われていたことがわかります。その力が「わざと右から左に移動」し、「家族が折った千羽鶴を中村さんの見える位置に声をかけながら置く」というような行為につながったと考えられます。

◆このケアの評価◆

　この桜沢さんの問いを2年目のA看護師と比較して考えてみます。A看護師は桜沢さんからこの話を聞いたときに「中村さんは意識障害があり、JCSもⅢのレベルが続いていたため、目が開いていても何も疑問をもたなかった」と話しています。

　2人のとらえ方には、中村さんという人間に対する関心の違いがあります。桜沢看護師は〈眼が開いているのに何も見えないのだろうか？〉と中村さんに関心をもっていますが、A看護師は医学的な診断を確かなものとして、中村さん自身に関心をもっていません。Aさんは意識障害をJCSで測定して、その変化だけを大切にする医学モデルに価値を置いている段階の看護師なのだといえるでしょう。

　さらに、桜沢看護師には「どのようにかかわればいいのか模索した」という、看護に対する前向きな姿勢があります。意識をなくして生きている人への関心のもち方の違いが、患者へのケアに大きな影響を与えることがわかります。

　似たような状況はあるにしても、厳密には二度と同じ状況には遭遇することがない看護師にとっては、さまざまな状況に関心をもつことが、観察の目を広げることができると考えられます。

　看護師がもう一歩、自分の看護を高めたい、深めたいと思うときに教科書的な知識だけではなく、患者に関心をもつことが意識的に「経験から学ぶ」ことにつながり、実践の知識を蓄積することができるのではないでしょうか。

2）経験したことを言葉にして看護を確かなものにする

　桜沢看護師が抱いた〈眼が開いているのに何も見えないのだろうか？〉という問いは、自己の看護経験に裏づけられた観察を行い、実践で培った知識（実践知）を活用した問いであることを述べました。

　しかし、この問いを1人で胸にしまいこんでいると、自分の気づきが

的確なのかどうか確信がもてないまま「見えているのかな？」と、あやふやなまま過ぎてしまいます。

　桜沢看護師は「部屋に入ったときに、私を見たような気がするんだけど」と、言葉で他の看護師に伝えています。これは、日常的にナースステーションで行われている風景ですが、この「言語化する」「自分の行為や感じたことを他者に伝える」ということが〈知識の共有化〉[4]として、私たち看護師に力と自信を与えてくれるのです。桜沢看護師の体験を「私もそう思う」と共感する看護師の気づきが、桜沢看護師の感じたことを事実として保証しています。

◆このケアの評価◆

　行った看護を言葉にする大切さを「行為の後の振り返り」という視点から考えてみましょう。自分の感じたことをナースステーションで話した桜沢看護師は、言葉にすることで看護の振り返りを行い、何が起こっていたのかを確認しています。そして、桜沢看護師の言語化によって、その場にいた人たちが一斉に自分の体験を同様に振り返り、フラッシュバックのように自分の実践を掘り起こしています。

　このように、自分の看護を言葉にして相手に伝えることを「表出化」[5]といい、自分たちの看護をお互いに確認するためにとても重要であるといえましょう。

　A看護師はそのときに気がついていなくても、桜沢看護師の話を聞くことで、次に訪室したときには意識して中村さんの目を見ることができます。中村さんの視線が動いていることに気がつくと、〈なぜ、自分は気がつかなったのか〉と自分の看護を振り返ります。そして、医学的な判断だけではなく、自分の目で患者をとらえる重要性を学ぶことができます。そして、次の同じような患者の観察のときに意識して行うことができます。

　同様に「清拭をしていたら麻痺があるといわれていた指が動いた。麻痺があると決めつけないで声をかけたり触ったりなど刺激をすることが

大切だと思う」というような経験は、実際に多くの看護師が経験しています。医学的な判断のみで患者を決めつけず、自分自身の経験や気づきを意識して、そのことを語りあえる仲間を増やすことが確かな看護へとつながるのではないでしょうか。

3）患者の反応をとらえて生活歴に沿ったケアを創る

〈中村さんは視線を追っている〉という桜沢看護師の気づきから、「うなずき」「感情の表出」「話をしようと口を動かす動作の出現」へと導くケアについて考えてみましょう。

桜沢看護師の語りから、中村さんの個人的な体験をとらえて、ケアが次々に生み出されていることが明らかになりました。

一方的な声かけではなく、うなずくことができて「千羽鶴見えますか？」といったイエス・ノー式の質問を行い、「首が上下に動いた」ことを確認する行為は、「うなずき」という潜在機能を最大限に引き出したケアでした。

また、〈視線が動いたのだから聴覚もあるに違いない〉という豊かな発想から生み出された「ラジオを流す」というケアは、「何となく聴いている」という中村さんの反応を引き出しました。そして、中村さんの年齢を考慮して、中村さんが青春時代に流行した歌手から「工藤静香」を引き出したケアは楽しく、創造性豊かなケアであり、「音楽に合わせて右手を振る」というアウトカムを導き身体の機能が確認できました。

さらに中村さんに感情の表現がみられた時期から、桜沢看護師は「中村さんの表情が豊かになり、質問に対しての問いかけへの反応がスムーズになってきたとき、レベルアップのためには家族の力が大きい」と考えました。中村さんは出産したばかりで、子どもの写真を見て名前で「○○ちゃん」と呼びかけるケアは、中村さんの中の記憶や感情を呼び戻すアウトカムを導きました。これは桜沢看護師は中村さんが分娩によるショックによって失っていた能力を、徐々に引き出していったからだといえるでしょう。

◆このケアの評価◆

　桜沢看護師の行った援助を「創造性」という視点で考えてみましょう。桜沢看護師のケアの秀逸さは中村さんの状態をとらえて、その状態にあった方法を使っています。また、中村さんの個人的な生活歴を活用していることではないでしょうか。それによって、中村さんは医学的には戻ることがないと考えられていた意識や感覚や能力を取り戻していったといえます。

　桜沢看護師は反応がないときには「はい」「いいえ」で答えられる質問します。次に、聴覚があるとわかるとラジオを流し、中村さんの年齢に合わせて好きな歌手を引き出し、感情が表れると出産したばかりであることから子どもの写真や名前で呼びかけるというように、中村さんの状態に沿ってケアを次々に生み出しています。ここで配慮されているのは中村さんの母親という個人的、社会的な役割です。

　子どもの写真を見せることによって、中村さんの感情を引き出したこの援助は、中村さんが病気のために自己に向かいながら、さらに、家族という他者や母親という自分の役割に向き合うという、生命の質に変化をもたらした援助です。桜沢看護師は中村さんの母親としての潜在能力を、「感情」として引き出したのです。とても創造性豊かなケアであるといえましょう。

　マズローは創造性について「主婦がもっと美味しいスープを作れないかと、さまざまな工夫をすることが創造性である」[6]と述べ、芸術家のような特別な才能を必要とする「特別才能の創造性」と、前述の主婦のような「自己実現の創造性」を区別しました。桜沢看護師の一連の行為は、創意工夫を凝らした「自己実現の創造性」に富み、患者の目に見えない回復力やもともともっていた能力を引き出したケアです。

　看護師は患者その人を変えることはできませんが、患者が自ら変化するように環境を整えることができるのです。

3．この事例のリフレクションから学べること

①看護師は既存のスケールなどを活用しながら、今まで培ってきた自分の経験を意識し、目の前の状況と過去の経験とを比較して、その共通点や相違点を考えて、工夫して観察を行うことができます。それが経験を積んでいくことであり、その患者に応じた豊かな実践につながります。

②看護実践の中で得た患者の状況や看護師が感じたことは、仲間の看護師に言葉で伝えることが重要です。言葉にすることによって、互いの看護を知ることができ、看護への気づきや自信につながり、さらに実践の中で培った「知識」を共有することができます。

③看護師は患者の反応をとらえることによって、その反応を踏まえた次のケアを生み出すことができます。そのときに患者の生活歴や興味に添ってケアを行うことで、個人的な独自性と他者などとの関係性を再度つくりなおす役割を果たし、患者の生命の質の変化を導く支援をすることができます。

引用・参考文献

1）林裕子・村上新治：視覚刺激遮断時における α 波と β 波の発現状況と評価方法の検討，Health and Behavior Sciences，7（1），p.1-6，2009.
2）中山研一・石原明編：資料に見る尊厳死問題，日本評論社，1993，p.128.
3）パトリシア・ベナー，ジュディス・ルーベル：ベナー／ルーベル 現象学的人間論と看護，難波卓志訳，医学書院，p.98，1999.
4）野中幾次郎：知的創造企業，東洋経済新報社，1996.
5）陣田泰子：プロフェッショナルが育ちあう実践共同体作り——認識と行動の一貫性，看護管理，18（1），p.8-14，2008.
6）アブラハム・H.マスロー：完全なる人間——魂のめざすもの，上田吉一訳，誠信書房，1986.

リフレクション6
──生活行動から糖尿病治療を調整する

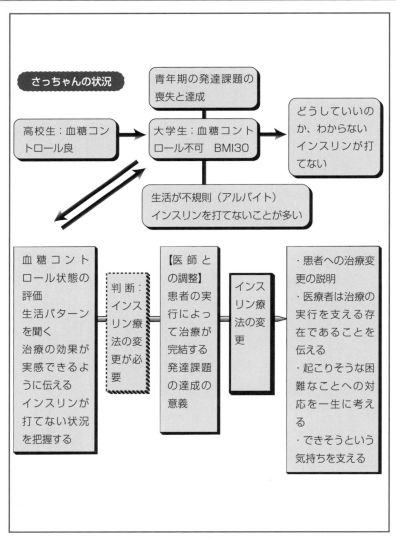

事例6のリフレクティブ・フレームワーク

●●事例6●●

　さっちゃん（20歳・女性）は大学生、幼児教育を専攻しています。14歳で2型糖尿病を発症し、17歳でインスリン導入（混合型3回法）となりました。高校までは血糖値は安定していましたが、大学に入学してから血糖コントロールが不良となり、入退院を繰り返しています。父親も糖尿病で透析を行っており、母親が生活を支え、さっちゃんは大学の学費はアルバイトでまかなっていました。

　入院時、身長162cm、体重80kg、HbA1c 12%、随意血糖値220mg/dl、指示カロリー1800calでした。血糖コントロール状態はHbA1c 12%で「不可」であり[1)]、治療の徹底により「良」に向けて、改善の努力を行わなければならない領域でした。また、身長、体重から算出したBMI30は「肥満」であり、体重のコントロールが必要でした。

　これまでの経過から、入院すると血糖値が改善するため、食事療法がうまく行われていないと医師は考えて入院を勧めました。そして、菊野看護師は高校生までは血糖コントロールが良好だったことから、大学生活とインスリン療法があっていないのではないかと考えました。

　まず、毎食前に測定する血糖値をグラフに書き込んでもらい、血糖値が徐々に改善していることを、さっちゃん自身に目で見て実感してもらいました。

　次に、菊野看護師はさっちゃんに「1日の行動を教えて」と、日曜日から月曜日までの1日の行動を聞きました。大学生は曜

日によって生活パターンが大きく違うことを知っていたからです。

　さっちゃんの1週間は大きく分けて4パターンとなっており（図1）、「朝は学校に行くのに忙しく、インスリンが打てないことが多い。朝食は学校についてから食べることが多い。朝打てないと昼のインスリンもどうしようかなって迷って、結局打たない。バイトが続くと生活のリズムが乱れるけど、バイトしないと大学にいけないから」と話し、インスリンを医師の指示通りに打てていない現状を確認しました。

　菊野看護師はさっちゃんの生活パターンを医師に報告し、インスリンの回数を2回法にすることを提案しました。医師は「治療の変更はできない」と考えていましたが、グルカゴンテストやCペプチド検査などからインスリン分泌が保たれていることが確認できたので、混合型インスリン2回法に変更することになりました。

　さっちゃんは糖尿病の知識があり、高校まで前向きに療法に取り組んできました。大学生になってアルバイトをしなくてはならず、インスリンなどを負担に感じ、入院前はどうしていいのかわからなくなっている状態でした。

　菊野看護師はこの経過の中で、さっちゃんの糖尿病に向かう気持ちをエンパワーメントする必要性があると考えていました。そこで、医師も看護師もさっちゃんのことを考えて、インスリンの回数を変更したことを言葉で伝えました。

　さらに菊野看護師は、インスリンを打てなかった場面を想定して、対処方法を一緒に考えました。その結果、さっちゃんは2回法について「これなら打てると思う」と言って退院になりました。「打てなかったときにどうすればいいのかがわかった」と、退院後2か月後にはHbA1cが7％台まで改善しました。

郵便はがき

１１２－８７９０

065

（受取人）

東京都文京区

小石川二丁目三—二三

照林社　書籍編集部行

||┃||・|┃・||ʰ||ᵘ||ₚ・|||・・|・・||||・|・|・|・|・|・|・|・|・|・|・|・|・|・|・|・|・|

☐☐☐-☐☐☐☐　TEL　　　－　　　－

都道　　　　市区
府県　　　　郡

(フリガナ)　　　　　　　　　　　　　　　　　　　　　　　年齢

お名前　　　　　　　　　　　　　　　　　　　　　　　　　　　歳

あなたは　1.学生　2.看護師・准看護師　3.看護教員　4.その他

学生の方　1.大学　2.短大　3.専門学校　4.高等学校　5.その他（　　　）
　　　　　1.レギュラーコース　2.進学コース　3.准看護師学校

臨床の方　病棟名（　　　）病棟　役職　1.師長　2.主任　3.その他（　　　）
1.大学病院　2.国公立病院　3.公的病院（日赤、済生会など）4.民間病院（医療法人など）5.その他（　　　）

看護教員の方　担当科目　1.総論　2.成人　3.小児　4.母性　5.その他（　　　）

その他の所属の方　1.保健所　2.健康管理室　3.老人施設　4.その他（　　　）

今後、出版物（雑誌・書籍等）のご案内、企画に関するアンケート、セミナー等のご案内
を希望される方はE-mail アドレスをご記入ください。

E-mail

ご記入いただいた情報は厳重に管理し、第三者に提供することはございません。

プラスワンBOOKS
『看護リフレクション入門』
愛読者アンケート
（800102）

★ご愛読ありがとうございました。今後の出版物の参考にさせていただきますので、アンケートにご協力ください。

●本書を何でお知りになりましたか？（いくつでも）
　1.書店で実物を見て　2.病院・学校から紹介されて
　3.友人・知人に紹介されて　4.書店店員に紹介されて　5.チラシを見て
　6.エキスパートナース・プチナースの広告を見て　7.SNSで
　8.インターネットで調べて　9.その他（　　　　　　　　　　　　　　　）

●本書はどのようにして購入されましたか？
　1.書店で　2.インターネット書店で　3.関連の講演会等で
　4.学会等の展示販売で　5.その他（　　　　　　　　　　　　　　　　　）

●本書を購入いただいた動機は下記のどれですか？（いくつでも）
　1.タイトルを見て　2.表紙に惹かれて　3.目次を見て　4.執筆者を見て
　5.内容を試し読みして　6.その他（　　　　　　　　　　　　　　　　　）

●本書をごらんになったご意見・ご感想をなんでもお聞かせください。

●あなたが欲しいと思う本の内容・テーマを教えてください。

2．事例から看護の価値や意味を見出す

1．どういう状況が起きているのか

　さっちゃんの入院時の血糖コントロール状態は「不可」で至急の改善が必要でした。一方、入院して病院の生活を行うと血糖値が改善するために、家での生活に血糖コントロールが乱れる理由があると菊野看護師は考えました。

　さっちゃんに具体的な生活を尋ねてみると、医師の指示通りに3回法でインスリンを打つことが難しい生活であることがわかりました。菊野看護師は医師とさっちゃんとの間を調整して、さっちゃんの生活に沿って実行可能なインスリンの打ち方を提案しました。

　この事例ではさっちゃんのインスリンの調整が、どのようなケアであったのかをリフレクションします。

2．事例の分析・解釈

1）学習支援型のアプローチへと発想の転換を図る

　菊野看護師はまず、さっちゃんの血糖コントロール状態を査定しています。その指標となるのが「血糖コントロール指標」や[1] BMI[2] による肥満度の確認です。糖尿病は身体症状がないことが多く、患者は病気であることを実感しにくいため、数値で表すことができる指標を上手に活用しているといえるでしょう。

　入院によって血糖値の改善がみられると、家では指示カロリーより多く摂取していることやインスリンが打てていないことなどが推測されます。食事療法とインスリン療法を適切に行うことによる「血糖改善」という反応が、身体に起こることを実感できるように援助することが必要であると考えられます。こうすることによって、家で食事療法やインスリン療法を行うという自分の行動に対する信頼や実感をもつことができ、

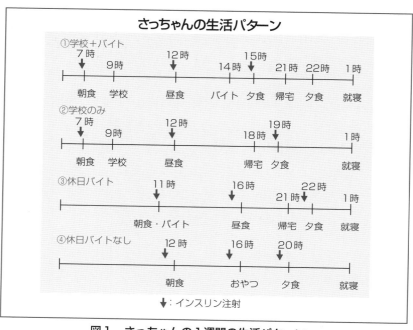

図1　さっちゃんの１週間の生活パターン

行動の維持につながるのではないでしょうか。

　次に、菊野看護師はさっちゃんの生活行動を、丁寧に１日ずつ聞いていきました（図１）。糖尿病の患者は血糖コントロール不良で入退院を繰り返すことが多く、看護師は「自分のことなのにどうしてできないのか」「また入院してきた」と患者を責めがちです。しかし、菊野看護師はさっちゃんを責めるのではなく、どうしたらインスリン療法を実行し、維持することができるか、さっちゃんの生活から一緒に考えるという、学習支援型のアプローチを行っていると考えられます。ここには「患者の生活はいつも同じではない」という考え方が基盤になっているのです。

◆このケアの評価◆

　私たち医療者は血糖コントロールが不良な患者に対して「できない患者」から「どうしたらできるようになるんだろう」「できない理由がある

のか？」「糖尿病をどのようにとらえているのか？」というように看護師自身の考え方を修正することが必要だといえます。

　それは、他者をを変えることは難しくとも、自分自身を変えることは可能であるという考え方によっています[3]。看護師が自分自身を変えるということは、患者教育に対する態度（atittude）や患者の見方を修正することだといえましょう。

　糖尿病看護は患者教育が中心であり、そのため「患者に何をしたか（content driven education）」ではなく「患者のために何を達成したか（outcome driven education）」が問われます。

　糖尿病で血糖コントロールが悪化して入院を繰り返す患者は、何らかの理由でやる気を失っていたり、病気が受け止められなかったり、自分ではどうしたらいいのかわからない[4]といった状況になっていることがあります。医療者がよく口にする「病識がない」「自分のことなのにやる気がない」との表面的な問題ではないことが多いのです。特に患者教育では患者に病気や養生法の知識があるからといって、血糖コントロールのために望ましい行動を行うとは限らないことは周知の事実です。

　河口[5]は糖尿病と診断された患者を対象に、食事療法がどのくらい継続されているのかを調査しました。その結果、診断後、食事療法を行う患者は90％を超えているのに、1か月後には71％と徐々に減少し半年後は40％、1年後には20％の人しか続いていないという結果でした。このことから患者は診断された後にいったんは食事療法を行いますが、継続して行うことは困難であるということが明らかとなり、患者教育の考え方が大きく修正されたのです。

2）患者の生活の多様性をとらえる

　入院後、さっちゃんは1日3回決まった時間に食事をとりインスリンを打つことによって血糖値が改善しています（図2）。これは、さっちゃんの身体が食事療法やインスリン療法によって、望ましい方向に反応していることを示しています。つまり、治療の有効性をさっちゃんに示

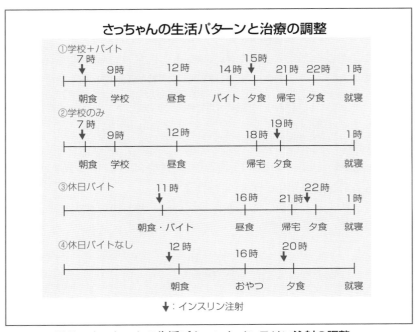

図2　さっちゃんの生活パターンとインスリン注射の調整

していることなのです。

　血糖コントロール状態をみるときにはそのときどきの値だけではなく、長期的なスパンで血糖値の変化と生活の変化を眺めてみることも必要です。さっちゃんの血糖コントロールが不良になったのは、大学生になってからであることが援助のポイントとなるといえるでしょう。

　私は臨床経験からいって、結婚、就職、転勤、昇進といった仕事の内容や生活に変化があるときに血糖コントロールを乱しやすいと感じています。さらに、そういった生活の変化と血糖値の乱れを患者自身が、気がつきにくいという特徴もあります。

　さっちゃんの場合も同様で、高校生から大学生へと生活の変化が起こっているのに、高校のときと同じようにインスリンを３回打とうとしているわけです。インスリンが負担になると考えてよいでしょう。

表1 アドヒランスの障碍にかかわる要因

報告者	指摘する要因
Betschart(1991) アドヒランスの 障碍にかかわる要因	・家族のダイナミックス：コミュニケーションのパターン、家族内の価値観の不一致、家族内の意思決定プロセス ・健康に対するモチベーション：病気をどの程度脅威を知覚しているか、療養法を実施することの利益と障碍をどのように知覚しているか ・医療職者と医療に対する信頼の程度 ・指示の複雑さ ・コーピングスキル ・現在の習慣
Strauss(1987) 養生法の実行の 困難さにかかわる因子	・養生法の学習が難しい ・養生法の実行に長時間を要する ・不快感・苦痛が多い ・著明な副作用がある ・体力と気力を多く必要とする ・人目に悪い ・人に知られると、忌み嫌われる ・効果的でない ・高額負担である ・社会的疎外が助長される

（黒江ゆり子・普照早苗：病の慢性性（CHONICITY）におけるアドヒアランス，ナーシング・トゥデイ，19（11），p.23，2004 より引用）
（原典は Betschart J,：Self care：strategies for adherence, Rikin H,Colwell, J. taylor S(ed), diabetes, elisevier science publishers, 1991. ならびにピエール・ウグ編:慢性疾患の病みの軌跡，黒江ゆり子・市橋恵子・宝田穂訳，医学書院，1995.）

◆**このケアの評価**◆

　アドヒアランスとは治療上必要な養生法を患者の視点からみた考え方で、患者が実際の自分の生活に取り込むことができる養生法は何か自分自身で努力することです[6),7)]。アドヒアランスを障碍する要因が研究で明らかになっていますが（表1）、さっちゃんの場合には「コーピングスキル」と「現在の習慣」が関係しそうです。大学生の生活パターンにあったインスリン注射の方法を考え、さっちゃん自身が生活の多様性に対

処できる力を得ることができるように支援することが必要といえるでしょう。

そのために看護師は患者の望む生活に自己管理行動を組み込むアプローチが必要です[8]。それは、「患者の生活の歴史（体験）を理解し血糖値と生活の関係を見通す」「患者の具体的な日常生活行動とその理由（価値観）を理解する」「そのときどきの生活状況に応じた対応ができるように援助する」「生活スタイルの再構築を援助する」「患者には実行できる限界があることを推察して患者の変化を見逃さずに何が実行可能なのかをともに考える」などのアプローチです。

治療を行う患者は生活の場にいるため、看護師は患者の生活行動やそれに伴う大事にしているもの（価値観）を知ることが、患者が自己管理行動を行うためのアプローチであるのではないでしょうか。

3）生活に合わせてインスリン療法を調整する

さっちゃんの1週間の生活は4パターンあり、朝と昼のインスリンを調整する必要性がみえてきます。

図1から考えるとさっちゃんは、日中の一番活動的な時間帯の7、8時間の間にインスリンを3回打ち、その時間も日々違うことがわかります。このことからアドヒアランスの障碍の要因として、医師の「指示の複雑さ」があると考えられます[9]。

菊野看護師は図1を医師に示して、さっちゃんの今の生活はインスリンを3回打つことが難しい状況であることを説明しました。また、図2を提示してインスリンを打ち損じることがない方法へと治療の変更ができるのは医師の専門性であるということを上手に活用しているといえましょう。糖尿病の治療は、患者が実行してはじめて完結することを医師に伝える場ともなっているともいえるでしょう。

◆このケアの評価◆

医師は科学的数値（検査値）から、インスリンの種類や方法を決定する

ため、看護師は医師の考えを理解しながら、患者が実行できる方法を医師に提案することが必要であるといえるでしょう。なぜなら、実際にインスリン注射を生活の中で患者が行うことによって、はじめて治療として成立し患者の利益になるからです。

　糖尿病の療法は生涯継続するもので、患者にとっては嫌になるときもあるでしょう。そのような気持ちになることは当たり前のことであり、患者が「やりたくない」と本音を言える存在であることを知らせることも、患者を支えることにつながるのではないでしょうか。

　そういった態度とインスリン動態の模倣と患者の生活を調整できる能力を備えることによって、さっちゃんが笑顔で「2回なら大丈夫」と言えたアウトカムを導くことができたと考えられます。

4）発達課題の理解を深めセルフケア能力の獲得への支援を行う

　さっちゃんの生活の歴史 [10] を考えると、思春期から青年期にかけて、糖尿病を発症し食事療法やインスリン療法を行いながら成長してきたことになります。

　これは思春期の女子学生にとっては大変なことであるととらえることが、さっちゃんへの理解への入口ではないでしょうか。

　つまり、さっちゃんは糖尿病をもつことで、糖尿病をもたない学生とは違った体験を強いられることになり、インスリンを時間通りに打つことは自由な時間の喪失体験ともとらえることができます。

　インスリンを打つという体験を「困難さやはかなさがあってこそ、生き生きさがあるという現実」 [11] であるととらえなおしてみましょう。さっちゃんがインスリンを自分の生活に合わせて打つことができる能力を獲得することは、今後も起こりうるさまざまな問題に対して対処できる前向きな力をつけることにつながるのではないかと考えられるからです。

　インスリンを打つ生活は苦しいと思いながらも、その時どきの問題に対処する経験を積み重ねていくことに意味があります。それを菊野看護師が援助することができれば、「インスリンを打たねばならない生活」か

ら「インスリンを打つことに何らかの意味がある」という豊かな体験に転換することもできると考えられます。

◆このケアの評価◆

エリクソン[12]によるライフサイクルと発達課題は、セルフケアを考える上で大きな役割を果しています。人間にはその年代によって成し遂げる課題がありますが、患者は病気によって発達課題が成し遂げられないという喪失体験を経験します。

反面、その喪失体験を「困難さやはかなさがあってこそ、生き生きさがあるという現実」ととらえなおすことで、「達成できなかった」ととらえていた発達課題には、違った価値があることに気がつくことができるのではないでしょうか。

これを西平[11]は、人間が生きていくということは困難さやはかなさがあってこそ、生き生きさがあるという現実に迫ることができると解釈しています。

3．この事例のリフレクションから学べること

①糖尿病患者への患者教育は疾患の知識を伝える方法より、患者の生活の中から「どうしたらできるか」という、学習支援の視点で一緒に考えていくことが患者の行動変容と維持につながります。

②患者教育において、まずは、看護師が「できない患者」「病識がない患者」といった患者のとらえ方を修正することが必要です。

③患者の生活の歴史を知ることで、生活に沿った療法が行えるように援助することができます。そのために、患者の生活に治療を組み込むように医師と協働することが不可欠となります。

④患者には病気によって達成できない発達課題が存在することがありますが、その体験をプラスに考え、患者にとって意味のある体験としてフィードバックしていくことが重要です。

引用・参考文献

1）日本糖尿病療養指導士受験ガイドブック 2008：メジカルレビュー社，p.46，2008.
2）前掲書1）.
3）大池美也子・東めぐみ・安酸史子他：糖尿病患者教育における Professional Leaning Climate，プラクテイス，p.545-551，2005.
4）松田悦子・河口てる子・土方ふじ子他：2型糖尿病患者のつらさ，日本赤十字看護大学紀要，No.16，p.37-44，2002.
5）河口てる子：糖尿病患者における食事療法実行度の推移とその要因，日本赤十字看護大学紀要，No.8，p.59-731，994.
6）黒江ゆり子・普照早苗：病の慢性性（CHONICITY）におけるアドヒアランス，ナーシング・トゥデイ，19（11），p.20-24，2004.
7）滝口成美：慢性疾患とアドヒアランス，糖尿病生活支援Q&A，p.64-67，2006.
8）東めぐみ：糖尿病看護における熟練看護師のケアの分析，日本糖尿病教育看護学会誌，9（2），p.100-113，2004.
9）前掲論文6）.
10）下村裕子・林優子他：看護が生活者の視点でかかわるということ──糖尿病患者の理解と行動変容の「かぎ」，プラクテイス，23（5），p.525-531，2006.
11）西平直：エリクソンの人間学，東京大学出版会，1993.
12）E.H. エリクソン：ライフサイクル、その完結，村瀬孝雄・近藤邦夫訳，みずす書房，1989.

リフレクション7
―― 患者を支えるために看護のエビデンスを医師に示す

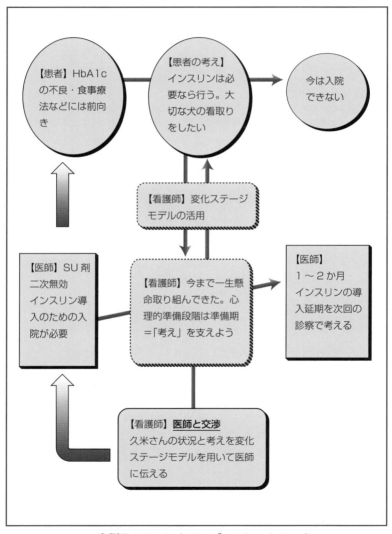

【患者】HbA1c
の不良・食事療
法などには前向
き

【患者の考え】
インスリンは必
要なら行う。大
切な犬の看取り
をしたい

今は入院
できない

【看護師】変化ステージ
モデルの活用

【医師】SU剤
二次無効
インスリン導
入のための入
院が必要

【看護師】今まで一生懸
命取り組んできた。心
理的準備段階は準備期
＝「考え」を支えよう

【医師】
1〜2か月
インスリンの導
入延期を次回の
診察で考える

【看護師】**医師と交渉**
久米さんの状況と考えを変化
ステージモデルを用いて医師
に伝える

事例7のリフレクティブ・フレームワーク

●●事例7●●

久米さんは60代女性です。5年前に2型糖尿病を指摘され、やりがいのあった管理職の仕事を早期退職し、食事療法や運動療法に前向きに取り組んできました。

ある日、雪村看護師は外来で、久米さんがきっぱり「入院はできません」と、田村医師に告げているのを耳にしました。

久米さんはここ半年、HbA1cが8～10％で推移し、スルホニル尿素剤（以下SU剤）をこれ以上増やすことができないため、田村医師はインスリンを導入する入院を勧めていました。

診察終了後、雪村看護師は久米さんの話を聞きました。久米さんが糖尿病や治療法についての知識をもち、療法に前向きに取り組んでいることを、これまでのかかわりから知っていました。久米さんは「息子2人を1人で育て、そして管理職として3年前まで仕事をして親の介護もしました。そんな私を支えてきてくれたのが17年間飼っている犬のロンなんです。今、弱ってしまっているから最期まで世話をしたいんです」と自分の考えを語りました。インスリン導入は、「自分の健康のために必要であれば行う」が「犬の世話をしたいからとは先生には言えない」と涙を流しました。

雪村看護師は久米さんの気持ちが伝わったことを言葉で伝え、「田村医師は来月考えましょうと言っているので、この1か月、食事と運動を今の通りにやってみてください。次の診察の前に話をしましょう」と伝えました。久米さんが療法を前向きに取り組んでいながら、HbA1c 8～10％が半年間続いていること、

ＳＵ剤を増量できないと医師が判断しており、雪村看護師もインスリン導入の時期にきていると予測しました。

　入院できない理由である犬の世話は、久米さんにとって人生を支えてきた存在であることを理解しました。その上で、インスリンに対する心理的準備段階は準備期であり、準備期は思考へ働きかけることが有効であることから「犬の世話を優先したい」という「考え」を支えるケアを行うことにしました。

　久米さんの理由を田村医師が納得するとも思えなかったのでまずは、田村医師の治療に対する方針を確認しました。田村医師は、久米さんが療法を前向きに行っていることを認めていました。HbA1c が悪化しているのは、ＳＵ剤の二次無効であり、膵臓を休ませるためにもインスリンが必要だと判断していました。このことは予測通りでした。

　雪村看護師は「もし、インスリン導入を延ばせるのであればどのくらい延ばせますか？」と田村医師に尋ねました。雪村看護師はインスリン導入の必要性は理解できたこと、久米さんは大事にしてきた犬を最期まで看取りたいと考えていることを伝えました。

　田村医師は「身体のほうが大事だし、こっちの方針に従ってもらわなくちゃ」と言いました。雪村看護師は「そうですね。インスリンの導入は生活行動の変化を伴うので、きちんと向き合える時期を見定めたほうがいいと経験から思います。そこで、久米さんが実行しやすいように、２、３か月延ばせる方法を先生にお願いしたいんです」と依頼しました。

　田村医師は「考えておく」とその場を立ち去ろうとしたので、久米さんは「健康に必要ならインスリンは行う」と準備段階であり、この時期は犬の世話をするという思考への働きかけが有効であることを伝え、久米さんの考えを尊重したいと伝えまし

た。田村医師は「どのくらい延ばせばいいのか？」と尋ねました。
「2、3か月です」と伝えると「じゃ、今度の診察の時に話そう」
と田村医師は答えました。

2．事例から看護の価値や意味を見出す

1．どういう状況が起きているのか

　久米さんは食事療法や運動療法の必要性は十分理解し、既に実行もしていました。しかし、HbA1cの改善が不良で、ＳＵ剤の二次無効により入院によるインスリンの導入が必要になりましたが、久米さんは「入院できない」と医師に伝えました。

　雪村看護師は久米さんの状況を確認し、インスリンに対する久米さんの心理的準備段階は準備期であり、犬の看取りをしたいという考えを支えることがこの時期のケアだと予測し、田村医師と交渉してインスリン導入入院の延期を依頼しました。

　この事例では、雪村看護師が看護のエビデンスを用いて患者の考えを支えるための医師との交渉をリフレクションします。

2．事例の分析・解釈

1）患者の状態をアセスメントし治療との兼ね合いを判断する

　雪村看護師は久米さんからインスリン導入入院ができない理由を聞き、状況を確認しました。久米さんの身体的な状態は「HbA1c 8 〜 10が半年間続いていること、ＳＵ剤の増量は不可」でありＳＵ剤の二次無効が考えられ、インスリンが必要な状況であると考えられました。さらに、久米さんは療法に前向きで、インスリンに対しても必要なら導入をするという気持ちがあり、心理的準備段階は準備期（図1）であると予測でき

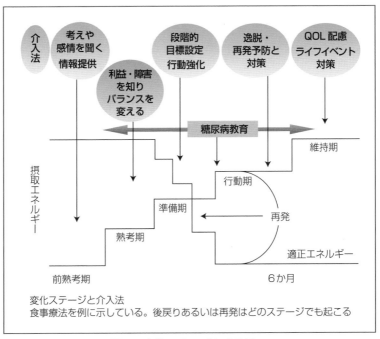

図1　変化ステージと介入法

（安酸史子：心理的準備段階と自己効力理論──やる気を高める援助方法の実際　糖尿病
の生活支援Ｑ＆Ａ　看護と食事療法のポイント, 別冊プラクテイス, p.76, 2006 より引用）

ます[1]。しかし、犬の最期を看取りたいという理由から「今は入院できない」と考えていました。

　雪村看護師は準備期のケアである「思考への働きかけ」として、インスリンの導入を1、2か月遅らせることによる不利益を最小限にすれば、犬の看取りを行いたいという考えを支援することが、久米さんにはメリットがあると判断しました。

　なぜなら、犬は久米さんの生活支えてきた大切な存在であり、犬の看取りをすることによって、今後の治療にもよりよい影響を及ぼすのではないかと考えたからです。

変化ステージモデルとは

　変化ステージモデルは、Prochaska[2]らによって提唱されたモデルです。患者が療養行動を実行しようとするときにモチベーションがない段階（前熟考期）から、やってみようかなと変化（熟考期）し、やろうと行動を実行しようとする時期（準備期）から行動を半年以上維持する時期（維持期）までの過程を表しています。その時期に応じた介入方法があり、前熟考期は「感情への働きかけ」、熟考期・準備期は「思考への働きかけ」、行動期・維持期は「行為への働きかけ」が主に使われています。

◆このケアの評価◆

　雪村看護師は「久米さんは犬の最期の看取りを達成することで、犬の看取りをしないでインスリンを導入するよりも導入後の取り組みがよくなる」といった推論を立てています。その理由として「犬は久米さんの生活を支えてきた大切な存在であり、犬の看取りを成し遂げることによって、今後の治療に専念できよい影響を及ぼす」との説明ができます

　そして、「犬の看取りを行いたいという久米さんの考え」を支持することは、変化ステージ理論に基づいて久米さんの心理的準備段階をアセスメントし、さらに「思考への働きかけ」を選択しているといえましょう。

　エビデンスとは関係性を示す用語であり、因果律を規定する語句ではありません[3]。「因果律は原因とされるものから結果とされるものまで、その方向性と道筋が確立されている」ものですが、エビデンスは因果関係までは言い切れないかもしれないけれども、少なくとも無関係ではなく、相当の相関関係が認められることを示すものであるといわれています。「誰に、何をしたら、何と比べて、どうなったのか」という形式によって検証可能性が担保されるのです。

　つまり、臨床におけるエビデンスとは「体系づけられた経験の総体」[4]

あり、数値だけでは見ることができないものがあるということです。言い換えれば、数と言葉の両方を大事にして、行ったことを説明できることがエビデンスであるという考え方です。

2）医師と交渉を行いインスリン導入を遅らせる

雪村看護師は田村医師に治療方針を確認し、インスリン導入を延ばせることが可能かを確認しています。この行為は自分の予測や判断が医学的に許容される範囲であるのか、また、久米さんが不利益をこうむることがないかを確認する意味でとても重要な行為と考えらえます。

この行為の目的は、雪村看護師が予測し判断した内容を田村医師に理解してもらい、久米さんの生活に治療を調整してもらうことです。

病気について観察（検査）し、把握（診断）し、操作（治療）を行うのが医師の専門性です[5]。その基盤となっているのは「疾病論・症状論に基づく身体情報」に限局されており、治療を行うことによって、患者の生活がどのように変化するかまでは考慮されていないのです。

ですから、久米さんが入院（インスリンの導入）を断るという選択は、医師の専門性の思考の範疇にはなく、「自分の身体のことだから」「インスリン導入のための入院が必要」という直線的な因果律での思考が行われているといえます。

看護師はこのような医師の専門性に裏づけられた思考を理解する必要があるといえます。特に糖尿病など、治療の変更が患者の生活に大きな影響を及ぼす慢性疾患の場合は、医学の専門性と看護学の専門性を上手に組み合わせていくことが求められているのです。

◆このケアの評価◆

雪村看護師は「インスリンの導入は生活行動の変化を伴うので、きちんと向き合える時期を見定めたほうがいいと経験から思います」と自分の経験をもとに医師に依頼を行っています。医師は確固としたエビデンスのもとに医療を行っていると自負している専門職です。看護師も看護

が大切にしているエビデンスをきちんと医師に説明することが、医師と看護師相互の発展に必要であり、これは患者にとって有益なことであるといえるでしょう。

　看護学の知見を医師は当然ながら修得していないので、看護学の見地から発言することは、患者の生活から治療を考える視点を提案することになると考えます。医師は医学を修得して、エビデンスに基づいた実践の重要性を一番知っている隣人です。看護のエビデンスを示すことは、そのときには全てを理解されないとしても次第に「看護もやるな」と認められていくでしょう。

　看護は、クリティカルケアや褥瘡に対するケアというようなエビデンスに基づいたケアを行いやすい領域と、今回の事例のように生活にかかわる援助はエビデンスを示すことが難しいと考えられている領域があり、EBN/M は既存の知識だけではないと考えられています[6]。

3）患者の意思決定を支えるために看護師が自律する

　雪村看護師は久米さんのインスリン導入入院を延ばすために、医師に対してなぜそうしたいのかを説明してきました。それに対して田村医師は「どのくらい延ばせばいいのか」と尋ね返しました。

　ここに医療現場における、医師と看護師の立場の違いがくっきりと出ています。医師は治療を行う専門職です。そして看護師は、〈診療の補助行為〉と〈療養上の世話〉の２つを柱とする専門職であり、医師の指示に基づいた〈相対的医療行為〉が認められた職種であるのです[7]。

　「看護師が医師の指示に従って医療行為を行うにあたって、看護師独自の判断をする」ことが求められており、雪村看護師の「久米さんのインスリン導入入院を延ばす」判断は、これまでみてきたように看護師独自の判断であるといえるのではないでしょうか。

　このような看護師独自の判断を、もっと看護師が自信をもって医師と協議できれば、看護師も患者もずっと楽になるでしょう。しかし、病院で働く看護師は、医師の指示の遂行をマニュアル通りに間違いなく行う

ことに必死にならざるを得ない状況に数多く直面していて、自分たちが基盤としているものの見方や判断に価値を見出していないと感じるときがあるようです。

井部[8]は「患者の復権と人間性を回復するには、看護師の復権と人間性を回復することが必須である」と述べています。病気の治療が必要であるとわかっていても、患者はさまざまな理由からその治療をすぐに受け入れることができない場合があります。病気になっているのは医師でも看護師でもなく患者自身です。専門家の意見を聞きながら、病気をもって生きていくためにさまざまなことを決めていくことは、その人の人生に大きく影響することです。

そういった患者の意思を代弁する看護師は、自分たちの何気ない仕事が実は患者にとって意味があることだと価値を認める発言することによって、医師が患者の声に耳を傾けることにつながるではないでしょうか。

◆このケアの評価◆

スザンヌ・ゴードンは「ケアのタペストリー」という表現をしています[9]。少し長くなりますが「ケアのタペストリー」とその重要性についてか書かれている箇所を引用します。

「（看護師の仕事は）はたからは、単純な仕事を繰り返しているように見える。例えば薬を飲ませたり、お風呂に入れたり、ベッドで使用する便器を片づけたり……（略）……といったことだ。しかし、単純な仕事など１つもない。これらのことがタペスストリーを織り上げていく時に必要な織り糸であり、看護婦の知識や患者との関係性にとって大事なことなのだ。このようなかかわりを通して看護婦はその患者の"ベースライン"を把握していく。このベースラインを知っていることにより、血圧の低下、発熱、努力様呼吸などの症状が出るよりも早く、ちらっと見ただけで患者に重大な変化が起きていることを察知できるようになる」

雪村看護師はゴードンのこの言葉のように、久米さんの「ベースライン」を知り、「犬の最期を看取る」という考えを支えようと医師と交渉し

ました。看護師としての責務を果たしたといえるでしょう。

3．この事例のリフレクションから学べること

①看護師は患者の意思決定を支えるときに、患者の状態をアセスメント
　し患者への不利益が最小限になるように治療との兼ね合いを考え、看
　護師独自の判断を行うことができます。
②患者の考えを支えるときに、なぜ、その考えが患者にとって重要なの
　かを研究知見や状況をとらえて説明できることが、看護にとってのエ
　ビデンスに基づいた実践です。
③患者の意思を尊重するには、看護師自身が自分たちの仕事に価値を認
　めることが大切です。それは患者の意思の代弁者として、患者の声を
　医師に届けることにつながります。

引用・参考文献

1）安酸史子：心理的準備段階と自己効力理論──やる気を高める援助方法の実際　糖尿病の生
　活支援Ｑ＆Ａ　看護と食事療法のポイント，別冊プラクテイス，p.74-77，2006.
2）Prochasuka, J.o, DiClemente, C.C.：Stages and processes of self-cgange of smoking：Toward
　an integrative model of change, J consult Psychol, 51, p.390-395, 1983.
3）福岡敏雄・長谷川久巳・操華子・坪内正義：臨床現場で「根拠あるケア」はどこまで可能か─
　EBM/N の現状，インターナショナルナーシングレビュー，31（1），p.41-46，2008.
4）前掲論文1）.
5）川島孝一郎：終末期の判断と終末期医療の方針決定，インターナショナルナーシングレビュ
　ー．31（2），p.21-28，2008.
6）山内豊明：科学的根拠に基づいたケアを目指して，インターナショナルナーシングレビュー，
　31（1），p.18-21，2008.
7）嶋森好子：チームエラー理論から見た医療事故防止における看護師の役割，看護管理，12
　（11），p.830-835，2002.
8）井部俊子：マネジメントの探求，ライフサポート社，p.149-151，2007.
9）スザンヌ・ゴードン：ライフサポート──最前線に立つ3人のナース，勝原裕美子・和泉成
　子訳，日本看護協会出版会，p.15-16，2002.

リフレクション 8
── 患者との姿勢を「説明」から「対話」へ修正する

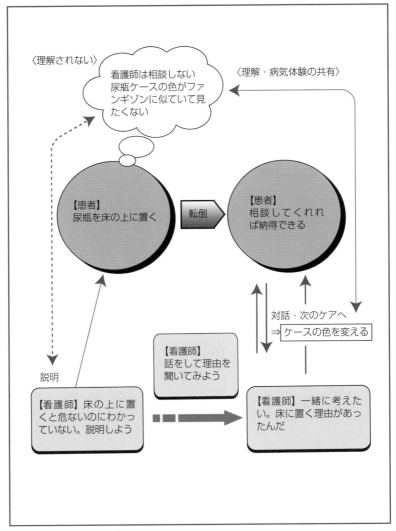

〈理解されない〉

看護師は相談しない 尿瓶ケースの色がファンギゾンに似ていて見たくない

〈理解・病気体験の共有〉

【患者】
尿瓶を床の上に置く

転倒

【患者】
相談してくれれば納得できる

対話・次のケアへ
⇒ ケースの色を変える

【看護師】
話をして理由を
聞いてみよう

説明

【看護師】床の上に置くと危ないのにわかっていない。説明しよう

【看護師】一緒に考えたい。床に置く理由があったんだ

事例8のリフレクティブ・フレームワーク

●●事例8●●

　小林さんは70代男性です。小学校の先生を定年まで勤めました。肺がんの診断で入院し、胸腔ドレナージを1か月半施行し、胸膜癒着療法を行いました。

　その後、化学療法を行いましたが骨髄抑制が出現し、ファンギゾンシロップが処方されました。小林さんは内服するたびに「まずくて嫌だなあ」と、顔をしかめていました。

　小林さんは体動時息切れがあってベッド安静でしたので、花村看護師は尿瓶を準備しました。点滴のため尿意が近く、就寝後も1、2回起きていました。

　小林さんは臥床がちで立位は何とか保持でき、歩行は介助が必要でした。1人では尿瓶の取り扱いが不安定で、シーツを汚してしまうこともありました。小林さんが安全に尿瓶を使用することができるようにと、ベッドから取りやすい場所に台を置き、台の上にオレンジ色のケースに入れて設置していました。しかし、花村看護師が小林さんの病室に行くと、尿瓶ケースは床の上に置かれていました。

　花村看護師は、尿瓶の取り扱いをするときに小林さんがベッドから落ちてはいけないと思い、尿瓶ケースを椅子の上に戻しながら「小林さん、危ないので台の上に置きましょう。ナースコールを押してくださいね」と重ねて説明をしました。

　小林さんはそのたびに「わかった」と言いましたが、看護師がいない間に尿瓶ケースは、床の上に戻されていました。花村看護師は〈何で床に置くのかな〉と思いつつ〈小林さんは危険

性がわかっていない〉と思いました。

　ある晩、小林さんは床に置いた尿瓶ケースを取ろうとしてベッドから落ちてしまいました。けがはありませんでした。このことを夜勤看護師から聞いた花村看護師は〈どうして尿瓶ケースを床に置いてしまうのかな。今後どうしていくかを小林さんと話してみよう〉という思いが湧いて、小林さんを訪室しました。花村看護師は心の中で〈どのように話し出し、どのような態度で接したらいいのかな〉と心配でした。

　部屋に行くと、いつも温和な表情の小林さんが眉間にしわをよせ口元に力が入り怒っている様子でした。花村看護師は緊張を覚えて「小林さん、ベッドから落ちたことを聞きました」と話すと小林さんは花村看護師の話をさえぎり「ナースコールを押してもすぐに来ないし、待っていられないんだ。だから自分でやるんだ」と言いました。

　花村看護師はすぐに訪室できないことを謝り、「尿瓶ケースの位置を一緒に考えたい」と伝えました。すると小林さんは「相談してくれれば納得できる」と一瞬、いつもの表情になりました。花村看護師はその表情にホッとしました。

　「看護師から一方的に指図されるのが嫌なんだ。ケースの色が気に入らない」と小林さんは言いました。花村看護師は穏やかな口調で「色が気に入らないのですね。なぜですか？」と理由を尋ねました。小林さんは「尿瓶ケースはあのまずいファンギゾンシロップの色に似ていて、気持ち悪くなるから見ていたくないんだ」と理由を話してくれました。

　花村看護師は小林さんがファンギゾンシロップを飲んでいる様子を思い出し、「ああ、そうでしたね。いつも、つらいっておっしゃっていましたね」というと小林さんは照れたように「くすっ」と笑い「それに、あのときは抗がん剤の副作用もあって苦しかっ

たんだよなあ」とつけ加えました。花村看護師は小林さんが笑っ
たときに「では、尿瓶ケースの色をピンクに変えましょう」と
言いました。

2．事例から看護の価値や意味を見出す

1．どういう状況が起きているのか

　小林さんはベッド上での排泄が必要でした。小林さんが尿瓶の取り扱
いに困らないように、花村看護師は台の上に設置しました。しかし、小
林さんはケースごと床の上に置き換えました。花村看護師は台の上に置
く必要性を説明しましたが、小林さんは床の上に置いた尿瓶を取ろうと
してベッドから転落してしまいました。

　そのことをきっかけに花村看護師は、小林さんがなぜ尿瓶を床の上に
置くのか、理由を聞いてみようと考えました。すると、「ファンギゾン
シロップに似ているから」という思いがけない理由を聞くことができま
した。

　この事例では、「説明」から「理由を聞く」と、態度を修正した看護をリ
フレクションします。

2．事例の分析・解釈

1）「説明」から「理由を聞く」ケアへと修正する

　病棟をラウンドしていると、「あの患者さんは、ちっともわかってい
ない」という看護師の嘆きを聞くことがあります。看護師の話をよく聞
いてみると「看護師の言う通りに、患者さんが行動してくれない」ときに、
この言葉を使っていました。患者は看護師の言うことを、そのまま素直

に聞いて行動することが当然であると思っているのです。

「小林さんは危険性がわかっていない」という花村看護師の思いを考えてみましょう。花村看護師は小林さんのために尿瓶ケースを台の上に置き、小林さんにとってなぜそのことが必要かをきちんと説明しています。そのことはとても大切なケアだと判断して行ったことです。しかし、花村看護師が小林さんのことを思って熱心に説明しても、小林さんは言うことを聞くどころか、すぐに尿瓶ケースを床の上に置いてしまいました。

この状況をもう少し深く考えるために〈小林さんは危険性がわかっていない〉という、花村看護師からみた一方的なとらえ方ではなく、小林さんが説明をどのように理解したのかを確認する姿勢について考えてみましょう。実は花村看護師は、説明した内容を小林さんがどのように受け止めているのかまで確認していないことがわかります。

花村看護師は小林さんがベッドから転落した後に、〈どうして尿瓶ケースを床に置いてしまうのかな。話をしてみよう〉と、小林さんの反応に注目しました。この気づきが次の看護につながります。

花村看護師は、小林さんに「話を聞いてみよう」となぜ気がついたのかについて、次のように語っています。

小林さんは元小学校の先生だったので、看護師の説明についてよく理解している人だと思います。病気からみても肺がんの脳への転移は認められていませんので、認知状態はクリアです。最初は〈何で聞いてくれないのかな〉と思いましたが、ベットから転落したと聞いて、ふと、床に置いてあった尿瓶ケースが目に浮かびました。しかし、それを言葉にすることがなかったのです。そこで、この機会に小林さんの気持ちを聞いてみようと思いました。

花村看護師は床に置いてあった尿瓶ケースを〈どうしていつも床に置いてしまうのかな〉と、疑問に思っていたことを語っています。この疑問はふと感じるもので、転落前は意識されていないことがわかります。

しかし、小林さんとのかかわりを振り返ったときに、無意識に感じていた疑問が意識の中に浮かび上がり、「話を聞いてみよう」と次のアプローチ（行動）に結びついています。この、ふと思ったことを意識したことが、次のアプローチにつながったと考えられます。

◆このケアの評価◆

　「説明」[1]とは「看護師側からの情報の提供」のことで、「何のために、いつ、どのように誰に説明するか」というタイミングを見計らって行うことです。説明はするばかりではなく、説明した後の患者の反応をとらえて、次に何をする必要があるのかを導くことが次の看護につながります。

　看護師は日常業務で「説明」を多くの場面で行います。それは、患者が入院したときから病棟の説明、手術や検査の説明、点眼の方法や尿瓶の使い方の説明と多岐にわたります。入院患者が多い日は1日中説明をしていたということもあるでしょう。

　しかし、そういった仕事に慣れてしまうと、説明することばかりに集中し、患者が「説明を聞いてどう思ったのか」には気がつかなくなります。すると、患者が説明通りに行動しないと「説明したのにわかっていない」と思うようになりがちです。

　その一方、看護師は患者との関係において〈あれ？〉と思うことが多くあります。〈あれ？〉という気づきは「直観」と呼ばれ、根拠のない霊感のようなものだとして軽視されてきた歴史があります[2]。しかし、ベナー[3]は直観的判断を「初心者が下す判断であるとか、コンピュータのはじき出す値とは区別される、熟練した人間の判断」であると言っています。

　花村看護師は〈何で床に置くのかな〉と無意識の中で思っていたことを、転落をきっかけに意識化することができました。これによって「説明」から「理由を聞く」ケアへの修正を行うことができたのではないでしょうか。

2）一緒に考える姿勢を行動で示す

　花村看護師は「尿瓶ケースの位置を一緒に考えたい」と小林さんに伝えました。それに対して、小林さんは「相談してくれれば納得できる」と表情を柔らかくしました。このかかわりを振り返ってみましょう。

　最初、〈小林さんは危険性がわかっていない〉と花村看護師は考えていました。この考えは、「危険性がわからない小林さんが悪い」とも受け取られ、「危険性をわかってもらうにはどうしたらいいか」という、次のケアに発展する思考のプロセスを断ち切っているのです。これでは小林さんと花村看護師の距離は近づきません。

　一方、〈尿瓶ケースの位置を一緒に考えたい〉には、小林さんの意志や思いを尊重する態度があります。尿瓶を使用するのは小林さんであり、実際どこに置けば使いやすいのか、なぜ台の上ではだめなのかなど、小林さんの意見を聞くことから小林さんに沿ったケアが始まるといえます。

　「相談してくれれば納得できる」という表現は、小林さんの思いや意思が尊重されていなかったことが伝わる言葉です。このことから、患者は医療者から説明は受けても、「相談された」と感じることが少ないのだと学ぶことができるでしょう。

◆このケアの評価◆

　花村看護師は「尿瓶ケースの位置を一緒に考えたい」と伝えることによって、小林さんが必要としているニードに近づこうとしています。そういった花村看護師の態度を小林さんが感じとって「相談してくれれば納得できる」といつもの表情に戻ることができました。

　「一緒に考える」とは、花村看護師が小林さんの言葉に耳を傾けることで、これによって、小林さんは尿瓶ケースを床に置いた理由を話すことができたのではないでしょうか。

　「尿瓶ケースのオレンジ色は、飲むのがつらかったファンギゾンシロップの色に似ていて見るのも嫌だった」という、看護師にとって思いがけない理由は、小林さんの思いに耳を傾ける大切さと、小林さんなりの

重要な理由が存在することを教えてくれています。

　クレインマン[4]は「病い」を個人的・社会的な特性を持つとして、4つに分類しています。ファンギゾンシロップと尿瓶ケースの色の関係は、これら4つのうちの「個人的な経験に基づく意味」に当たると考えられます。

　言い換えれば、過去の経験が現在の病気や症状と結びついて、病いとは身体的なことだけではなく、その人にとって独特な意味をなすということです。小林さんにとって、ファンギゾンシロップは飲みにくさと、つらい治療期を思い出させるものであったと推測されます。

3）患者との援助関係を修復する

　花村看護師は小林さんがベッドから転落した後に訪室したのですが、どうかかわればいいのか心配していました。小林さんも険しい表情でした。しかし、花村看護師は小林さんの思いを聞き、「尿瓶はどこに置きましょうか」と相談しました。そして、「尿瓶ケースの色が嫌だ」という小林さんの重要なニーズを把握して、ケースの色を変えることができました。

　小林さんは「胸腔ドレナージを1か月半施行し胸膜癒着療法を行い、その後、化学療法を行い骨髄抑制が出現」したときに、ファンギゾンシロップを内服しています。ベッド上安静の上に化学療法による副作用、さらに飲みにくいファンギゾンシロップといったつらい経験をしている時期です。その時ほどでないとしても、今もベッド上での生活を強いられていることには変わりがなく、あのつらい時期を思い出す尿瓶ケースが置かれていたら、目の前から消してしまいたいと思うのは当然の心理です。

　花村看護師はファンギゾンシロップが飲みにくく苦労していた小林さんの姿を思い出して、それを一緒に追体験しました。特に病状などつらかったときの体験は、患者と看護師の間で濃密な共有体験となることがあり、これは看護師だからこそできるケアだといえます。

この体験の共有が「あのときは抗がん剤の副作用もあって、苦しかったんだよなあ」という小林さんの言葉を生み、関係が修復できた瞬間であったともいえるでしょう。

◆このケアの評価◆

ペプロウ[5]は患者―看護師関係における看護師の役割を6つあげて、「教育者としての役割」はそれらの役割を組み合わせたものであるとしています。この考え方は、診療の補助や療養上の世話を主とする看護にとどまらず、看護は患者と看護師の治療的人間関係の中で行われて、その相互作用によって患者も看護師もともに成長する存在であるととらえています。

患者が自分の問題を解決するために、患者自身が何をしていくかを援助するのが看護師の教育的な役割です。患者が今、直面している問題だけではなく、一生を通して何度も起こりうる問題に取り組む姿勢を導くことが大切なのです。

今回の尿瓶ケースのかかわりにおいて、花村看護師は教育的な役割から、小林さんに「自分が困っていることを黙っているだけでは看護師に理由は伝わらない」ということを伝えたと考えられます。

3．この事例のリフレクションから学べること

①患者にとって大切な情報を「説明」として伝えるだけではなく、患者の思いや理由を聞く「対話」を行うことが、状況に応じた看護につながります。

②患者のニードに近づきたいと思う姿勢は、目の前のことを解決するだけでなく、患者の体験を共有することにつながります。

③看護師は患者が生涯にわたって何度も起こりうる問題に対応できる姿勢を導くことができます。

引用・参考文献

1）川島みどり・井部俊子・山西文子・市川幾恵編集：今日の看護指針──臨床実践能力の向上をめさして［事例解説付き］，看護実践の科学社，2007.
2）パトリシア・ベナー：臨床の場における判断──エキスパートナースは直感的洞察をどのように使うか，松谷美和子訳，看護研究，24（1），p.63-72，1991.
3）前掲論文2）.
4）アーサー・クレインマン：病の語り──慢性の病をめぐる臨床人類学，江口重幸・五木田紳・上野豪志訳，誠信書房，2000.
5）黒田裕子監修：やさしく学ぶ看護理論　改訂版，日総研，p.59-78，2004.

リフレクション9
—— 怒鳴る患者の話を「聴く」

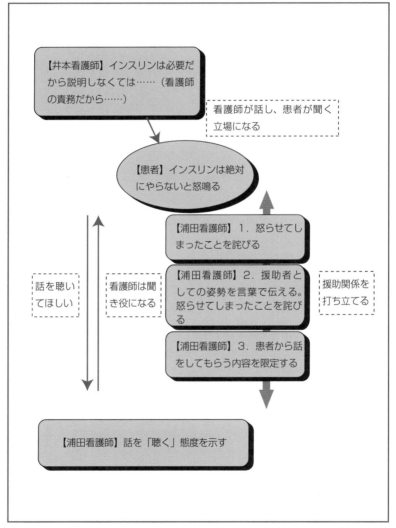

事例9のリフレクティブ・フレームワーク

1. 語りによる事例紹介

●●事例9●●

　川村さんは50代の男性です。糖尿病を3年前に診断され治療を行っていましたが、5か月前に医師からインスリンの導入を勧められました。川村さんは考えさせてほしいと医師に伝えました。その後、看護師がインスリン注射の説明をしようとすると、「お前たちに何がわかるんだ」と怒鳴り、帰ってしまいました。

　ある日、浦田看護師が外来にいると、川村さんの「インスリン注射は絶対にやらない」という怒鳴り声が聞こえてきました。その場にいた看護師たちは「また始まった」と、その場に近づけないでいました。

　浦田看護師は怒鳴られていた井本看護師と川村さんのそばに行き、「どうかなさいましたか」と尋ねした。井本看護師は泣きそうな顔をしていました。「インスリンなんかやらないって言っているのに、無理やり説明を聞けって言うんだよ」と、川村さんは怒鳴りました。

　浦田看護師は井本看護師に「私が代わるね」と言い、目で〈あっちに行っていいよ〉と合図しました。それから川村さんにむかって、「看護師の浦田です。井本に代わりますね。ここではお話がゆっくり聞けませんので、あちらの部屋に移りましょう」と、相談室へ川村さんを案内しました。

　浦田看護師は川村さんに「どうぞ」と椅子をすすめました。椅子に座ると川村さんは腕を組みました。浦田看護師は川村さんの斜めの位置にある椅子にゆっくり浅く座り、少し身を乗り出す姿勢をとりました。テーブルの上で軽く両手を組み「先ほ

どは失礼いたしました。『インスリン注射について説明をするところだった』と、井本が申しておりました」と、ゆっくりですがしっかりした口調で、話を切り出しました。

　浦田看護師の話が終わるか終わらないかのうちに、川村さんは「インスリンをしないって言っているのに、みんな勝手に説明しようとするんだ！」と浦田看護師をにらみつけました。浦田看護師は「すみません。失礼をお詫びしますね。看護師は川村さんのことを思ってやっているんですね。それで、インスリンの話が出たときのことをお話いただけませんか？」と丁寧に伝えました。

2．事例から看護の価値や意味を見出す

1．どういう状況が起きているのか

　川村さんはインスリン導入を医師から勧められていますが、何らかの理由から導入を拒んでいます。井本看護師はインスリンの説明をしようとしますが、怒鳴られてしまいました。浦田看護師は川村さんを別室に招き入れ、話を聞きました。

　この事例では怒鳴っている川村さんへの対応をリフレクションします。

2．事例の分析・解釈

1）挨拶——はじめて話す患者と援助関係をうちたてる

　川村さんはインスリン治療が必要であることを、医師から告げられましたが、何らかの理由で〈インスリン注射の説明を受けたくない〉と考えています。それに対して井本看護師は、川村さんのより良い健康のため

にインスリン注射は必要であるため、この説明をするのは当然だと考えているのです。これは井本看護師にとって看護師としての信念であり、行わなければならない責務であるのですが、川村さんにとっては受け入れがたいことであるというズレが生じているのです。

　このような背景がある中で「インスリン注射の説明を聞きたくない」と怒鳴っている川村さんに対して、浦田看護師は「看護師の浦田です。井本に代わりますね」と、自分の名前を告げ、井本看護師に代わることを最初に伝えています。

　これは川村さんに対して、浦田という看護師が援助関係をうちたてていきたいということをはっきりと伝え、インスリン注射の方法を伝えたい看護師側の考えと、それを受けたくない川村さんの考えの違いを明確にしようとしています。あるいは、その両者の違いに対して、何らかの対処をしようとする態度（attitude）を示しています。

　もし、この場面において井本看護師に「どうしたの？」と川村さんの前で尋ねれば、井本看護師は緊張の糸が切れて泣いてしまうかもしれませんし、あるいは、自分が行おうとしたことを説明し始めるかもしれません。

　しかし、患者の川村さんの立場にしてみれば、怒鳴っている自分と向き合ってくれる人が必要なのですから、浦田看護師が井本看護師の立場に近よると、川村さんとの距離はもっと遠くなり逆効果になります。

　一方、「看護師の浦田です。井本に代わりますね」とはっきりと川村さんに伝えたことは、川村さん（の怒り）に対峙したいという意思表示でもあり、川村さんにすれば自分の怒り（ニーズ）を伝える看護師が誰であるのか明らかになったといえるのではないでしょうか。

◆このケアの評価◆

　川村さんが「インスリン注射はしない」との意思決定を行った根本にある考えをどのように理解していくかが、この場面では重要になります。川村さんは、「インスリン注射が必要＝患者が受け入れて自己注射を行う」という「治療上必要なことだから、患者は行って当然」という構図と

は異なる視点でインスリン治療をとらえているようです。しかし、その理由は川村さん本人にしかわからないので、浦田看護師の「看護師の浦田です。井本に代わりますね」という言葉は、川村さんにとって自分の受けなければならない治療を、今後、どのようにしていったらいいかを相談できる場へ変化させることができるターニングポイントとなった言葉だと考えられます。

　患者と看護師の援助関係は、患者の何らかの利益のために結びついています。患者にとってより良い健康を得ることできたり、あるいはそれを維持することができることが関係の目的となります[1]。

　多くの患者は治療に対して多少の思いがあっても、はっきりと不安や怒りを医療者には表しません。このことを考慮して、「必要だから、患者はやって当然」という構図を打ち壊して、患者のもつ考えと向き合いながら、看護師としての責務をどう果たすかということを看護師には求められているといえるでしょう。

2）怒りをもっている患者を引き受ける

　相談室に移ってから、浦田看護師は、川村さんに対して、①看護師の対応について謝り、②井本看護師が、なぜインスリン注射の説明をしようとしたのかを説明して、③川村さんの話を聞きたい、と3段階にわけて話を伝えています。

　この3段階には、川村さんの怒りに対して尊重した態度を示しながら、看護師としての責任を川村さんに伝えた上で、川村さんの怒りがどこからきているのかを尋ねる態度であるといえます。

　これは今、目の前で起きていた状況に対して、浦田看護師が感じたことを、川村さんが嫌な思いをすることもなく、また看護師としての責任を果たそうとすることを伝える優れた態度とみることができます[2]。では、この3段階について詳しくみてみましょう。

<u>第1段階：怒らせてしまったことに対して詫びる</u>

　相談室に移って浦田看護師が謝っているのは、井本看護師の行為そのものについてというよりは、結果的に怒らせてしまったことに対して謝っているのです。井本看護師の説明しようとする行為そのものを、詫びているわけではないと考えられます。

　川村さんは「インスリン注射は絶対にやらない」と怒鳴っています。インスリン注射が必要と医師から言われ「考えさせてほしい」と、伝えていることに注目してみましょう。

　川村さんは、何か理由があり、しばらくした後にインスリン注射を始めようと思っていたかのもしれません。しかし、看護師はルーティン業務のように一方的に「説明」を始めようとしました。

　川村さんにしてみると、そのような看護師の態度は自分の考えを無視していることに等しく、苛立ちの原因となったことでしょう。また、インスリン注射を始めるという医師の言葉から、無力感を感じていたのかもしれません。

　川村さんは健康になりたいという思いがあって、診察を受けていますが、それでも治療を受け入れられない（納得できない）苛立ちもあると考えることができるでしょう。

　まずこの点に、井本看護師はかかわる必要がありました。浦田看護師の言葉は、医療者としての対応が不十分であったこと（責任を十分に果たしていないこと）に対する詫びでもあるのです。

◆第1段階の評価◆

　川村さんの怒りの理由は、もう少し対話が進むとわかってくることを知っておくことが必要だと考えられます。謝るという行為は、謝る側の非を認めるという意味において、誤解を招くかもしれない難しい態度です。この事例のような援助関係の場面においては、「怒らせて不快な思いをさせてしまったこと」に対して詫びることが重要であるといえましょう。

ライリーは患者との関係を成功させる秘訣として、「アサーティブであること」と述べています[3]。そして、アサーティブであることとは、自分の考えや感じたことを、他者の不必要な不安や負担を強いることなく、表現する能力であると説明しています。

第2段階：援助者としての姿勢を言葉で伝える

　浦田看護師は川村さんに井本看護師がなぜ、インスリン注射の説明を行おうとしたのかを伝えています。ここで注目してほしいのは浦田看護師が「川村さんのことを思ってやっている」と井本看護師の考えを伝えていることです。ここに看護師の患者に対する姿勢や看護観が表れているといっていいでしょう。

　新しい治療として導入するインスリン注射を目的や手技、方法を説明することは非常に重要な仕事です。「川村さんのことを思ってやっている」ではなく、「川村さんはインスリン注射が予定されているから、説明が必要なんです」と、医療者主体の見方から言ってしまうと、川村さんは「お前たちになにがわかるんだ」という気持ちになってしまいます。

　「川村さんのことを思ってやっている」という言葉には、ケア提供者としての本質的な目的が含まれていること、インスリン注射そのものが川村さんに必要なものであることを伝えることができる言葉です。

　『感情労働としての看護』[4]には、次のような患者の興味深い言葉が引用されています。

　「看護師は……我慢強く、先が読めるような看護のマナーというものをもっていることだな。そしてお医者さんのようなやり方じゃなく思いやりで痛みとか苦しみとかを和らげるようにがんばってもらわなくては」

　スミスはこの患者の言葉から、看護には痛みや苦痛を和らげるための忍耐や予見力や思いやりが必要なのであり、それらは医学的な手段とは

表1　看護実践に含まれる看護師の基本姿勢

① 看護を必要とする人に、身体的・精神的・社会的側面から手助けを行う
② 看護を必要とする人が、変化によりよく適応できるように支援する
③ 看護師必要とする人を、継続的に観察、判断して問題を予知して対処する
④ 緊急事態に対する効果的な対応を行う
⑤ 医師の指示に基づき医療行為を行い、その反応を観察する（しかし、医療
　　行為の理論的根拠と論理性、患者にとっての適切な手順、医療行為に伴う
　　患者の反応の観察と対応は看護の独自の判断を必要とする）

(川島みどり・井部俊子・山西文子・市川幾恵編集：今日の看護指針——臨床実践能力の向上をめ
ざして［事例解説付き］，看護の科学社，p.12，2007 より著者作成)

別個のものであるという考えを示しています。川村さんの場合も、医師
には「考えさせてほしい」と言いながら、看護師には怒りを直接表してい
ます。

　この川村さんの態度には、「気にかける」「関心をもつ」「目配りを行
なう」といったケアを専門とする、看護師に対する潜在的なニーズがあ
るのだといえます[5]。その潜在的なニーズに応えるための第一歩が「川
村さんのことを思ってやっている」という、看護の姿勢を伝えることな
のではないでしょうか。

◆**第2段階の評価**◆

　看護師には健康の増進、疾病の予防、健康の回復、苦痛を緩和する、
という4つの基本的責任があります[6]。浦田看護師が行った「援助者と
しての姿勢を伝える」ケアは、川村さんの健康の回復、苦痛を緩和する
ための看護実践であり、看護を必要としている川村さんが治療の変化に
によりよく適応できる支援と考えられます（表1）。

第3段階：患者から話をしてもらう内容を限定する

　川村さんを怒らせてしまったことを詫び、看護師の姿勢を伝えた後は、
川村さんの話を聞く番です。看護師は「傾聴」というケアが得意で、患者

の話に耳を傾けることをとても大事にしています。

　川村さんが怒鳴っている場面で重要なことは、これ以上川村さんの気分を害さないようにかかわることです。そのために怒鳴っている問題に対して川村さんに直線的に聞くことで、川村さんにとって何が大切であるかに焦点を当てることになります。そうすると川村さんは自分が怒鳴ったことを責められるのではないことがわかるので、安心して話題に向かうことができるでしょう[7]。

　浦田看護師にとって、怒っている川村さんと真向うことは真剣勝負です。この真剣勝負には３つの目的があるといえます。１つは看護師に怒鳴るということが川村さんの治療にとってあまり有益でないと気がついてもらうこと。２つには、インスリン注射を取り入れるのであれば、どうすればいいかを一緒に考えることです。これは言い換えると、浦田看護師は川村さんがインスリン療法に前向きになり、川村さん自身がインスリンから利益を受けることができるようにすることです。そして最後の３つめの目的は、看護師は対立する存在ではなく上手に活用するものであることを伝えることです。

◆第３段階の評価◆

　川村さんは、「インスリン注射をしたくない」という課題が明らかになっているので、その理由を明確に述べることができるように関係を築いていくことが大切であるといえます。話の焦点を絞ることができれば、川村さんの怒っていることに対する問題に適切に話を進めることができるのです[8]。

　そのため、川村さんを非難や否定しない態度を選択することが必要になります。浦田看護師の態度は、川村さんの反応を受け止める姿勢だったといえるでしょう。

3）患者の怒りを「聴く」態度を示す

　井本看護師は必要な治療の説明を行うという責務を果たそうとしてい

るのですが、反対に川村さんから「インスリン注射は絶対にやらない」と怒鳴られてしまいました。井本看護師にしてみたら、当然のことをしようとしたのになぜ、怒鳴られなくてはいけないのか、理不尽に感じたことでしょう。

　こういうことが何回か続くと医療者は、患者に対して「理解力のない患者」「面倒な患者」というようなレッテルを貼りがちです。そうするとその患者に対して「自分の手に負えない患者」として、医療者は、それ以上の意図的なかかわりを避けようとします。「悪いのは患者」ということで、何もなかったように見過ごしがちになります。

　しかし、それでは患者は適切な治療が受けられないばかりか、看護師との関係の悪化に苦しみ、看護師は必要なケアの提供を果たせないままになってしまいます。看護師にはかかわりを見過ごさない勇気が必要であるといえましょう。

　また、この場面で重要なのは「ここではお話がゆっくり聞けませんので」と川村さんの話を聞く姿勢を示していることです。井本看護師は川村さんの話を「聞く」姿勢ではなく、「無理やり説明を聞けって言うんだよ」との態度であったといえるかもしれません。

　川村さんは、聞くことだけではなく事情を話したかったのかもしれません。この違いが怒りとなって「怒鳴り散らす」という行為にいたったのかもしれません。

◆このケアの評価◆

　こう考えると、黙って看護師の前から姿を消して治療を中断してしまう患者より、理由はわからないけれども怒りあらわにして看護師の前に立ちはだかってくれる患者の方が、ケアしやすいということに気がつくことでしょう。つまり、川村さんのように外来で怒鳴り散らしている患者は、「助けて！」と言っているので、これはかかわりのチャンスでもあるのです。

　そういった患者とかかわる勇気を支えるのが、「看護師は患者の話を

聴く存在である」ことを患者に伝えるという看護に対する姿勢なのです。浦田看護はきちんとそのことを実践していました。

　「聴く」という行為は耳を傾けるという受動的な行為なのではなく、語る側からすれば、「言葉を受け止めてもらった」という「確かな出来事」であるのです[9]。患者の話を聴くことは、患者が看護師に向かって自分を開くことであり、看護師は「聴くこと」を通して能動的に患者にかかわっているといえるのではないでしょうか。

3．この事例のリフレクションから学べること

①患者にとって治療の変更にはさまざまな不安や怒りが生じます。看護師はそのことをよく理解して、患者が新たな治療を選択していけるような援助関係を築くことができます。

②治療に対して何らかの怒りをあらわにしている患者に対して、看護師は治療について考えていくことを伝えることが大切です。

③患者の怒りを見過ごさないでかかわる勇気が次のケアにつながります。患者の話を「聴くこと」が、患者にとって自己を開く能動的なケアにつながります。

引用・参考文献

1）ジュリア・バルザー・ライリー：看護のコミュニケーション，渡辺富栄訳，エルゼビア・ジャパン，p.35，2007.
2）前掲書1），p.21.
3）前掲書1），p.21.
4）パム・スミス：感情労働としての看護，武井麻子・前田泰樹訳，ゆみる出版，p.25，2000.
5）前掲書4），p.12.
6）川島みどり・井部俊子・山西文子・市川幾恵編集：今日の看護指針──臨床実践能力の向上をめざして［事例解説付き］，看護の科学社，p.12-19，2007.
7）前掲書1），p.281-289.
8）前掲書1），p.152-158.
9）鷲田清一：聴くことの力──臨床哲学試論，TBSブリタニカ，p.1-3，1999.

リフレクション 10
── 延命治療を望まない患者への気管内挿管

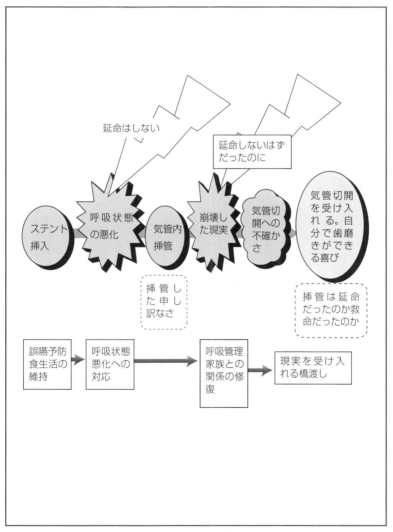

事例 10 のリフレクティブ・フレームワーク

●●事例10 ●●

　河野さんは70代の男性です。4年前に食道がんの診断を受けて治療を行ってきました。河野さんと家族は、河野さんの最期は延命治療（以下，延命）や人工呼吸器を行わないことを決めており、その意思は医師と看護師に伝えられていました。

　今回は食道狭窄がみられたためステント挿入目的で入院しました。食道がんはStage ⅢでCT上肺転移、進行性のリンパ管症がみられ、右腕には転移による血管への侵食で浮腫がありました。全身状態はHb 11.1、TP 6.8と安定しており、ステントの挿入には問題はないと医師は判断しました。また、通過障害を取り除くことによって唾液の誤嚥を予防し、河野さんの食生活を維持する目的がありました。

　河野さんは経管栄養を行いながら水分や少量の食物を経口摂取して、楽しみの1つである食生活を維持するために、ステント挿入は必要な治療であると納得していました。

　河野さんは数回の入院を繰り返していました。今回の狭窄はがんの進行によるもので、下田看護師は病みの軌跡は下降期に入っていると考えていました。この状況において食道狭窄を改善して経口摂取ができることは、河野さんにとってQOLを維持することであり、ステント挿入の意思を支えることが大切だととらえていました。

　ステント挿入後、通過障害は改善されましたが、それに伴って胃内容物の逆流がみられました。下田看護師は誤嚥による肺炎を予防するために体位ドレナージを行い、観察を行いました。

酸素飽和度（以下Spo$_2$）は96％前後で経過し、問題はありませんでした。

　しかし、2日後、河野さんは誤嚥性肺炎を併発しSpo$_2$は92％に急速に低下しました。酸素3ℓ/分をカヌラで投与開始し、抗生剤の投与が始まりましたが改善はみられませんでした。手足の浮腫は日々増強していました。

　ステント挿入1週間後、Spo$_2$は92％まで低下しました。当直だった下田看護師は医師にレポートし、気管支拡張剤、ステロイド剤、利尿剤の投与が始まり、酸素はマスクで5ℓ/分に変更になりました。下田看護師は〈呼吸状態の予断が許さない。どんどん悪くなる〉ととらえ、河野さんを要注意から重症に上げました。

　3時間後の午前0時、河野さんには喘鳴がありSpo$_2$ 88～90％、全身に発汗、両肺には狭窄音がありました。心拍数170回/分、「苦しい」という河野さんの言葉がありました。指先は色を失ってチアノーゼがみられました。

　下田看護師は医師にレポートし、当直医は「気管内挿管（以下、挿管）が必要」と判断しました。河野さんの呼吸状態は急速に悪くなっていったため、急ぐ必要がありました。

　下田看護師は「河野さんと家族は延命治療はしない」ことを当直医に伝え、「家族に確認をしましょう」と言いました。当直医は主治医と連絡を取って、呼吸の改善のために挿管が必要であると河野さんに説明しました。下田看護師は妻に連絡を取り、当直医に説明を依頼し妻から挿管の承諾を得ました。妻の承諾後、下田看護師は河野さんの状態を改善することが最優先されると考え、医師とともに処置に当たりました。

　挿管後、人工呼吸器が装着され、Spo$_2$ 99～100％に維持されました。血液ガスPo$_2$ 244.2mmHg、Pco$_2$ 241.3mmHgまで改善し、

Fio$_2$ 70％で様子観察となりました。河野さんは意識レベル Japan Coma Scale（以下 JCS）Ⅱ-30、声かけに軽くうなずく程度でした。ドルミカム 2mml/h でセデーションを開始し、朝まで安定した状態で経過しました。

　下田看護師は挿管をしている河野さんのそばで、〈呼吸状態が安定して、河野さんは楽になってよかった〉という思いと〈河野さんと家族は延命治療をしないと決めていたのにこれでよかったのか？　明日の朝、家族は何て言うだろう……〉という心配がありました。

　翌朝、妻と長女が来院しました。妻は表情も暗く看護師と目を合わせませんでした。長女は「どういうことですか？」と説明を求めてきました。医師は「ステントによる食道の通過障害は改善しましたが、逆流による誤嚥性肺炎が起こりました。がんの進行もあって呼吸状態が急速に低下したため、挿管と人工呼吸器の装着が必要でした」と説明しました。

　妻は無言で泣いていました。長女は「父は『延命治療や人工呼吸器はしないでほしい』と言っていました。私たちがそばにいたら挿管されなかったのでしょうか？」と医師と看護師に対する不信感と怒りをあらわにしました。

　挿管後に、河野さんのセデーションのレベルは、身体の負担を考慮して JCS Ⅱ-30 程度でした。右手は A ラインが挿入されていたため抑制を行いました。左手は挿管チューブに届くほどの体動がみられなかったため、少しでも河野さんが楽に過ごせるように、ミトンをつけることを家族に伝えました。

　下田看護師は「延命治療はしない」という意思をもっていた河野さんと家族に対して〈申し訳ない〉という思いがあり、自分たちにできることは何かを考えて接していました。毎日面会に来ている家族に対して、河野さんと少しでも長く一緒に過ご

すことができたと感じてもらえることを援助したいと考え、下田看護師は手浴など一緒に行いました。

　妻と長女は、はじめは下田看護師に対して、「何をされるかわからない」というまなざしを向けていました。そんな気持ちをやわらげようと、下田看護師は河野さんの入院前の様子などを聞きながら清拭をしました。次第に、一緒にケアを行うと妻は、河野さんが元気な頃の話をして、笑顔になっていきました。

　約10日後、河野さんは肺転移、胸水の貯留などから呼吸器からの離脱は難しい状態であり、気管切開が必要になりました。長女は「目が覚めたとき〈こんなはずじゃなかった〉との父の気持ちを考えると……。でも、父が楽になるならと思うけれども、何もしないで死にたいと言っていたので、その気持ちを考えるとなかなか決められない」と話し、気管切開は行わないと決めたため、ウイニングが開始されました。

　下田看護師は挿管の負い目から家族が気管切開をしないと希望するならその意思を尊重したいと考えましたが、実際は早い気管切開のほうが楽であり、管理している看護師もこれ以上、挿管したままの河野さんをみるのはつらいと考えていました。

　下田看護師は、長期の挿管は患者のストレスが大きいこと、これまでウイニングをしてきたが肺の状態から離脱は難しいこと、チューブによる潰瘍形成などが起こりやすいことなどを、長女に対して医師から説明を繰り返してもらいました。

　また、下田看護師自身も同様の話をして「これは延命治療ではなく、河野さんが楽に生きるために必要な処置です。河野さんは口を開けたままの今の状態ではなく、ベッドの上では自由に動くこともできるようになる」と説明しました。

　長女は病室に戻り、河野さんに向って「お父さん、気管切開をすると楽になるんだって。口を開けっ放しにしないでいいん

だって。口を開けっ放しはつらいよね」と言いました。

　河野さんは最初、「いやだ」と首を振りましたが、「口を開けっ放しはつらいよね」の言葉に涙を流してうなずきました。下田看護師は今が気管切開を強く勧める機会だととらえ、今よりすっきりすることがイメージしやすいようにカニューレを見せて説明をし同意を得ました。

　気管切開後、河野さんは「こっちのほうが楽」というふうに、声は出せませんでしたが唇が動きました。また、歯磨きを勧めると「自分でやっていいの？」と口を動かし喜びました。妻と長女はその姿を見て涙を流して喜びました。

　下田看護師は「口からのチューブはつらかったですね。気管切開も怖かったですが、こちらのほうが口がパクパクできるし、よかったですね」と伝えました。

　下田看護師は河野さんと家族の姿を見て、〈ここまでくるのは河野さんも家族も私たちも大変だったけれど、あの挿管は、延命だったのだろうか？　いや、苦しくても河野さんの生命が維持できて、家族とともに過ごす時間がもつこともできて、歯磨きの喜びにつながった。もしかしたら救命だったのかもしれない〉と考えるようになりました。

2．事例から看護の価値や意味を見出す

1．どういう状況が起きているのか

　河野さんは食道がんの Stage Ⅲ であり、肺転移もみられました。がんの診断後、４年が経過していることもあり、延命治療や人工呼吸は行わないという意思をもっていました。

　今回は食道の狭窄が認められて、唾液の誤嚥を防ぎ、経口摂取を維持

するためにステントを挿入することになりました。ステント挿入後、呼吸状態が急速に悪化し、夜間に妻の承諾を得た後で、挿管を行いました。家族は挿管を延命治療ととらえ、不信感をあらわにしました。下田看護師は呼吸が楽になった河野さんをケアしながら、挿管をしてよかったのかという思いに悩みました。

その後、人工呼吸器からの離脱が難しく、気管切開をすることになりました。看護師は患者や家族との関係の修復をはかりながら、気管切開の必要性を伝えました。河野さんと家族は同意し、切開後は歯磨きができるようになり喜びました。

下田看護師はこの経過を振り返り、河野さんへの挿管は延命だったのか、それとも救命だったのかと考えました。この事例では河野さんの挿管についてリフレクションします。

２．事例の分析・解釈

１）がんの下降期における呼吸状態に対応する気管内挿管の意味

<u>ステント挿入</u>

挿管について考えるために、まず、ステント挿入について考えてみましょう。

医師は Stage Ⅲ ではあるが、全身状態からステントの挿入は可能であると判断し、唾液の誤嚥防止と河野さんの食生活を維持するために必要な処置であるととらえています。

下田看護師はがん診断後４年が経過し、食道の狭窄はがんの進行性のものであることから、病みの軌跡は下降期[1]に入っているととらえています。経口摂取を行うことは河野さんの QOL を維持することであり、ステント挿入を選択した河野さんの意思を尊重しようと考えています。

河野さんはがんを抱えて生きてきた４年間を通して延命治療は行わないが、ステント挿入は食事をしていくために必要な処置であると前向

きに考えています。

　この段階においては医師、下田看護師、河野さんは死が目前であるとはとらえていないことがわかります。少なくとも食道狭窄の改善を目指している段階と考えることができます。

<u>ステント挿入後</u>

　ステント挿入後、食道の狭窄は改善しましたが、逆流による嚥下性肺炎を起こしました。肺転移もあり呼吸状態は急速に悪化しました。呼吸の改善をはかるために下田看護師は医師にレポートを行い、必要な薬剤の投与を管理し観察に務めましたが、挿管が必要な状態になりました。そして妻から承諾を得て挿管を行いました。

　ステント挿入後の誤嚥性肺炎による急速な呼吸状態の悪化に対する挿管を考えるために、挿管時の河野さんの状況と医療者の判断や行動を考えてみると次のようになります。

　①ステント挿入までは食道狭窄の改善を目指しており、下田看護師は河野さんを下降期ではあるが、臨死期とはとらえていない。
　②当直医は呼吸状態から挿管の必要性を判断し、主治医に相談し挿管を決定した。
　③河野さんの状態は緊迫したものであり、下田看護師は妻が承諾したあとは、呼吸を改善するための処置に集中する必要があると判断した。
　④その結果、急速な呼吸状態の悪化に対する挿管は河野さんの呼吸状態を改善した。

　こういった経緯からも、河野さんへの挿管は延命というよりも、呼吸の改善を目指しているものであると考えられます。
　河野さんは、Stage Ⅲの肺転移という段階ですが、気管切開までの経過を考えてみると、この場面で挿管をしなかった場合は、河野さんは死

病みの軌跡（Illness Trjectory）とは[2]

　病みの軌跡とは、病気の成り行きを説明するために Cobin と Struss が 1988 年に用いた概念です。軌跡（Trjectory）とは、時とともに経過する病気の行路として定義されています。また、患者や家族、医療者が病気の行路を管理し、形づくるための行為であるとされています。かつて、病みの軌跡はかなり予測可能なものでしたが、医療技術の進歩や慢性疾患の増加、複数の疾患の存在により、予測困難になっているといわれています。病みの軌跡の中で、患者は悪化や再燃を繰り返し、安定した状態を保つこともあります。そのため、局面移行（Phasing）が明確にされています。（表 1）これによって患者が長い経過の中のどこにいるのかが疾患と病気の両方から理解することができるのです。

表1　病みの軌跡の局面と特徴

局　　面	特　　徴
1．前軌跡期	個人あるいは地域における慢性状況に至る危険性のある遺伝的要因あるいはライフスタイル
2．軌跡発現期	徴候や症状がみられる。診断の期間が含まれる
3．クライシス期	生命が脅かされる状況
4．急性期	病気や合併症の活動期。その管理のための入院が必要となる状況
5．安定期	病みの行路と症状が養生法によってコントロールされている状況
6．不安定期	病みの行路と症状が養生法によってコントロールされていない状況
7．下降期	身体的状態や心理的状態が進行性に悪化し、障害や症状の増大によって特徴づけられる状況
8．臨死期	数週間、数日、数時間で死に至る状態

（黒江ゆり子・藤様まこと・普照早苗：病いの慢性性（Chronicity）における「軌跡」について──人は軌跡をどのように予測し網みなおすのか．岐阜県立看護大学紀要，4（1），p.154-159，2004 より著者作成）

に至ったかもしれません。

　家族にとっての「延命」とはどのような状況を表すのでしょうか。ここには、家族と医療者が共通の認識をしていない現状があります。つまり、挿管＝延命と単純にとらえられない状況です。それは将来のことを具体的に想定することが難しく、病状も変化していくからです。

　医療者が挿管の必要性を判断し、呼吸を改善する手立てがある場合、河野さんの意思に忠実にこの状況を見過ごすことが、河野さんの意思を尊重することであるのかは議論が必要になるでしょう[3]。

　「延命治療」とは死に近づいた人の生命を、何らかの医療の手段によって延ばすものであり、具体的な方法や時期は状況によって違ってくるため、患者の希望と医療現場での現実には乖離があります[4]。

　下田看護師は河野さんと家族の意に沿わない挿管をしたという負い目をもち、つらい看護が始まりました。しかし、家族に対して看護師として自分たちは何ができるのかと考えており、そのことが関係の修復と気管切開に向けての看護につながっていったのではないでしょうか。

◆このケアの評価◆

　河野さんと下田看護師と医師はがんという不可逆的な下降曲線をともに歩みつつ、生き続けようとする河野さんを中心に、いくつかの局面を通り抜けていることがわかります。それは、食道狭窄からの回復、その回復から引き起こされた嚥下性肺炎による呼吸状態の急速な悪化、そして挿管による呼吸状態の改善を繰り返しています。この連続体は病みの行路と連動し、クライシス期、急性期に揺り戻っていることがわかります。

　慢性疾患の場合、回復とは、人間の基本的な過程であり、それによる安寧(Well-Being)の変化は時間とともに生き残り、人間全体としての反応に調和するものと考えられています[5]。

　一方で、看護師と医師はがんは下降期であると判断し、延命治療はしないという意思を知って、状況ごとに河野さんにとって何が最善かを基盤に判断し対応しています。

河野さんはステント挿入という治療を受けることによって（再建）、嚥下性肺炎を起こし、挿管によって呼吸状態が改善した（復活）という、いったん奪われた食道の通過と呼吸の安定をふたたび取り戻したと考えられます。

２）挿管という現実の受け入れ

　挿管後、下田看護師は河野さんと家族の意に沿わない挿管をしてしまったことに悩みます。そのため、家族が河野さんと過ごすことができてよかったと思えるように援助することと、家族の意思を尊重しようと努めます。

　家族は清拭時も看護師の行為に対して「何をされるかわからない」と懐疑のまなざしを向けます。そのような視線に気がつきながらも、一緒に手浴をし、河野さんと家族の時間を大切にし、家族が河野さんと一緒にいられることができてよかったと思ってほしいと援助をしています。やがて、妻は河野さんの元気な頃の話をして次第に笑顔を取り戻します。

　しかし再度、人工呼吸器からの離脱が難しく、気管切開が必要になりました。この気管切開は延命治療というより、人工呼吸器が離脱できない状況において医療として必要な処置です。しかし、家族は延命治療の延長としてとらえ、気管切開を拒みます。

　それに対して下田看護師は、長期に挿管している河野さんの限界を長女に「これは延命治療ではなく、河野さんが楽に生きるために必要な処置です。河野さんは口を開けたままの今の状態ではなく、ベッドの上では自由に動くこともできるようになります」と伝えました。

　長女はこの考えを聞いて、父親の「延命はしない」という意思から離れて、現実に起きている父親の苦しい状態を受け入れることができたのではないでしょうか。そして、河野さんも「口が閉じられる」という安楽な状態が、気管切開を行うことで得られることを知って、気管切開に対する見通しをもつことができ、受け入れることができました。

　河野さんは気管切開後に、自分で歯磨きをする喜びを味わい、家族も

その姿に喜びました。ふたたび河野さんにとっての挿管を行った状況を、河野さんや家族の意思からだけではなく、状況をとらえなおした救命だったかもしれないと、下田看護師は考えることができたといえます。

◆このケアの評価◆

　河野さんと家族は「望んでいなかった延命をされた」ため、今を生きていくという現実を受け入れられないでいました[6)]。それは下田看護師も同様でした。挿管の負い目から、挿管期間が長引き離脱が難しい状況であっても、「延命治療である気管切開はしない」という家族の意思を尊重しようとしました。

　河野さんの身体や管理上の限界もあって、気管切開をする必要性を必死で伝えています。しかし、気管切開という新たな聞き慣れない言葉と予測がつかない状況を提示され、河野さんと家族にとってそれは延命治療の続きとしかとらえられなかったのも当然です。

　河野さんと家族は、「口が閉じられる」というきわめて日常的な言葉によって、気管切開による河野さんの安寧を実感することができたといっていいのではないでしょうか。

　河野さんに対する挿管を、延命なのか救命なのか決めることが重要ではなく、少なくともステント目的で入院した河野さんの最悪の事態を免れて、さらに家族とともに時間を過ごすこともできました。そして、気管切開を受け入れ、自分で歯を磨く喜びというアウトカムを得ることができました。

　医師の生命への前向きな判断と病気の行路から状態をとらえる看護師の判断は、苦しい状況において、河野さんと家族への予測し難い新たな現実を受け入れていく橋渡しとなったと考えられるでしょう。

3．この事例のリフレクションから学べること

①慢性疾患をもつ患者は病気の行路があり、その行路を進みながら治療

を必要とする症状とその症状からの回復を繰り返します。看護師は患者の病気の行路に沿いながら、回復過程と次の障害への対応を援助することができます。

②延命治療のとらえ方は個人的な差があります。また、患者の状況によって延命治療なのか救命処置なのか判別が難しいことがあります。看護師は延命治療について患者や家族がどういう状況を想定しているのか確認することが大切です。

③患者と家族は病状の急激な変化に戸惑い、今後の見通しに対する不確かさを体験します。看護師は患者にとっての安寧は何かを考え、イメージしやすい方法で新たな現実への橋渡しをすることができます。

引用・参考文献

1）ラブキン・ラーセン：クリニックイルネス──人と病の新たなかかわり，黒江ゆり子監訳，医学書院，p.5，2007.
2）前掲書1）.
3）本家好文・吉田智美：自己決定のプロセスを支える──特集にあたって，ターミナルケア，12（1），p.4-9，2002.
4）浅井篤・小林保則・福原俊一：終末期における自己決定に関する意識調査，医学の歩み，173（13），p.1031-1035，1995.
5）ピエール・ウグ：慢性疾患の闇に軌跡──コービンとストラウスによる看護モデル，黒江ゆり子他訳，医学書院，p.33-47，2006.
6）舘山光子・野川道子：「Selderのライフ・トランジッション理論」と「Kendall & Buysの適応の統合モデル」，看護技術，54（11），p.76-80，2008.

リフレクション 11
── 患者の死に悔いを残さない家族間の意見調整

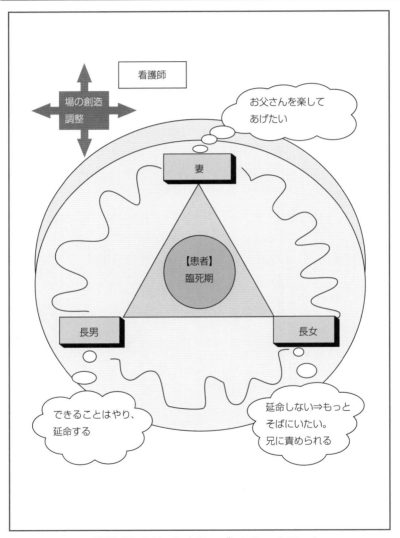

事例 11 のリフレクティブ・フレームワーク

●●事例 11 ●●

　北村さん（60 代後半・男性）は脳腫瘍の診断を受け、2 年間治療を続けてきましたが、状態は次第に悪化しベッド上での生活となりました。家族は北村さんの最期をどのように迎えるか決めるように医師から説明を受けました。

　北村さんの家族は常に面会に来ている妻（60 代前半）と同居している長女（30 代後半）、そして長男（40 代前半）は結婚して独立していますがタイに出張中です。家族の中では長男が決定権をもっていることが推測されました。黒川看護師は長男が不在であることから、家族間の意見の調整が必要ではないかと考えて介入を始めました。

　北村さんは意識レベル Japan Coma Scale Ⅲ -200 と低下し、悪いながらも落ち着いているため、黒川看護師は妻と長女に面接を行い、妻と長女のそれぞれの考えを聞くことから始めました。

　妻は「延命治療はかわいそうだからやめよう」と言いました。その理由は「もう長いこと家でも病院でも世話をした」とのことでした。長男の意見を妻に確認すると、「やれることがあるなら最後までやってほしい」という意見でした。それに対して妻は、「長男は何でも自分で決めるんですけど、家での世話もほとんど手伝わないのに延命を望むなんて。長男は何もわかっていない」といった思いがありました。

　黒川看護師は家族によって役割や関係性が違うため、北村さんの延命に関する思いや考えがそれによって影響を受けている

ことを感じて、妻と長男の意見のズレの調整が今後、必要になると予測しました。

　長女は妻の意見に同意しながらも、「でも、手を触っているだけでもうれしい」や「兄の意見には逆らえない」と、気持ちに揺れがありました。

　黒川看護師は、妻と長女に対し、最期の場面での気管内挿管の方法を用具を用いて説明し、延命治療がイメージできるように説明しました。実際の用具と接することで、妻と長女は北村さんに行われる治療がイメージついたと話しました。そこで、黒川看護師は、妻と長女が話し合いをして意見を合わせることが、北村さんが静かな臨終を迎えるために大切であると伝えました。

　妻と長女は北村さんの療養生活や治療を思い出しながら、「お父さん、今までがんばってきてくれたものね」「静かにお別れしてもいいかもね」と北村さんにとってよい方法は何かを考えました。妻と長女は話し合いの末に、「延命治療はしない」と決め、黒川看護師と一緒に医師に返答しました。

　1週間後、北村さんの呼吸が停止しました。当直の医師は妻に人工呼吸器の装着について最後の確認をしました。黒川看護師も同席しました。アンビューバックによる補助呼吸を行っている北村さんの前で長女は「自分で呼吸できなくてもまだ温かい。一緒にいたい。兄のいない間にパパの最期を決めたら責められる」と言いました。妻は医師や長女との間で動揺している様子でした。黒川看護師が長男のことを尋ねると、「明日、帰国する予定」とのことでした。

　黒川看護師は、延命治療はしないと決めていたことに反する言葉を言った長女に戸惑いましたが、それは長女にとって父親との時間は少しでも長くありたいという気持ちであると理解で

きました。そして長女の肩に手を置き、「今は北村さんにとって家族との最期のときです」と言いました。また、長男が明日帰国するのであれば、延命治療を行って家族で北村さんを看取ったほうがいいのではないかと、とっさに思いました。

　そして、黒川看護師は長女の言葉を聞いた妻が何を思っているのか、「娘さんはもう少し北村さんのそばにいたいと言っています。奥様はいかがですか」と尋ねました。すると妻は「私はもう、ここまでやったからお父さんを楽にしてあげたい」と延命治療を望んではいませんでした。

　しばらくの沈黙のあと、北村さんの手を取って泣いている長女の姿を見て、妻は「子どもたちの気持ちも大切にしたい」と涙ぐみました。その言葉を聞いた黒川看護師は、妻に「つらいかもしれませんが、お嬢さんには北村さんとの最期の時間がもう少し必要かもしれません。息子さんも明日帰るのであれば、北村さんも息子さんに会いたいのではないでしょうか？」と伝えました。妻は長男と長女の意思を汲んで、「夫をこれ以上苦しめたくないけれど、子どもたちが望むなら」と人工呼吸器を装着することを決断しました。

2．事例から看護の価値や意味を見出す

1．どういう状況が起きているのか

　北村さんは脳腫瘍で臨死期にありました。家族は北村さんの最期の迎え方を決めるように、医師から説明を受けました。長男はタイに出張中でしたが延命治療を望み、妻は今までがんばってきたのでこれ以上何もしたくないと考えていました。長女は兄である長男と、母との間で揺れ動きながら、「一緒にいたい」という思いがありました。

黒川看護師は北村さんが家族とともに臨終を迎えられるように家族の状況をアセスメントし、北村さんの状況に応じて家族が意見を伝え合える場をつくり、最初の決定と違う延命治療へと意見を調整しました。

　この事例では臨死期の北村さんをめぐる家族間の意見の調整をリフレクションします。

２．事例の分析・解釈

１）患者に対する〈家族〉それぞれの役割をアセスメントする

　北村さんの最期をどうするか、家族は意思決定をするように医師から説明を受けました。黒川看護師は家族に対して援助が必要だと考え、まずは、北村さんの家族はどういった状況であるのかを、アセスメントしています[1]。

　北村さんの家族は、家族の意思決定を行う長男がタイに出張中であること、北村さんの延命治療に対する意見の相違が家族内にみられ、妻、長女、長男のバランスが乱れていることを把握しました。また、黒川看護師は北村さんが臨死期を迎えたことによって、家族に何らかの影響を与えている可能性があることを予測し、家族は北村さんの最期の選択が困難になると考えています。それは北村さんと妻は夫婦であること、長男と長女はその子どもであり、妻と、長男、長女とは北村さんに対する役割が違うからです[2]。

　黒川看護師は家族内の役割の違いを考慮することで、それぞれの家族のもつ意見の理解が可能になり、妻と家族内の意見を決める長男の意見の違いを把握し、両者の意見の調整が必要であるとの今後の課題を予測したことが、その後の意見の調整の基盤になったと考えられます。

　家族内の意見の相違を調整するときには、患者にとってその家族がどういう役割を担う人であるのかを考慮することが必要になるといえるでしょう。

◆このケアの評価◆

　一口に「家族」といっても患者との関係性によって、意見や考えが違うことは当然のことでしょう。この事例のように患者の意思が確認できない場合、家族は自分の役割から意見を発していることがわかります。

　役割とは「行動、活動、情動、および態度についての規範を含み、他者から認識されて自己像を保持することのできるアイデンティティの出現を導く」ことであるといわれています[3]。

　つまり、役割とは他者との関係の中に存在するものなのです。妻は北村さんからみて妻の役割としての意見があり、一方長男と長女は子どもとしての役割からの意見があります。さらに長女は長男との関係である、兄と妹という役割の中で意見を述べていることが理解できます。

2）患者の状態の変化に対応して家族の意見を調整する

患者の状態が安定しているときに家族同士で話をする場をもつ

　黒川看護師は、北村さんが小康状態のときに、最期の場面での医療の方法を用具を使って説明をしました。このことによって妻と長女は、北村さんがどのような処置を受けるのかイメージすることができました。また、黒川看護師が妻と長女の意見を合わせることが、北村さんが静かな臨終を迎えるために必要であることを伝えることによって、妻と長女は、これまでの北村さんの療養生活の思い出を語り合うこともできたのです。

　北村さんの最期の処置をイメージして、お互いの思いを伝え合うことは、今後、起こりうることを想定し、自分たちが同じ状況に置かれていることを確認し合う場となっているといえます。同じ状況の中に生きているということが共有できることは、家族としての結びつきを感じる一瞬でもあると考えられます。

　このような場をもつことによって、妻と長女は北村さんの延命をしないことを選択しました。臨死期では刻々と変わる北村さんの状況に家族

は対応していかなければなりません。状態が少しでも安定している時期に家族間で患者に向かい合うことは、1つの問題解決をともに行ったという、自分たちで自分たちの課題を達成していくプロセスでもあると考えられます。

　一方、長男は延命することを望んでいますが、現在は日本を不在であるために、黒川看護師は長男の意見をどう取り入れていくかが課題であると予測しています。

　延命治療に関する意思決定は、処置をするかしないかという二項対立の考え方によって家族に決定を求めがちです[4]。しかし、実際の意思決定は患者の状況と家族の関係性の中で行われるものであることを考慮することが求められているといえるのでしょう。

<u>家族内の意見を調整し家族自身が意見の調整をできるように援助する</u>

　北村さんの状態が小康状態のときと呼吸停止となったときとでは、長女の意見が違っています。長女は娘として、父親と少しでも長くいたいと考え、また、意思決定に影響を及ぼす兄の存在を強く意識しています。しかし、妻は妻として、自分の役割は果たしてきたという思いがあり、夫の安楽を最優先として願っています。

　黒川看護師はこの関係性をとらえ、「少しでもパパのそばにいたい」という長女の思いに対して「奥様はいかがですか」と妻の考えを求めて、「お父さんを楽にしてあげたい」という思いを言葉で妻から引き出しています。臨終が近い北村さんを前にして、それぞれの思いを言葉にすることは、家族がお互いの気持ちを知るとともに、同じ状況に向かいながら役割の違いを確認し合うことになります。

　そして妻は、「延命はしない」という意見をもちながら、「一緒にいたい」という娘の姿を見て「子どもたちの思いも大切にしたい」という、子どもたちの思いに寄り添い、母親としての役割が発揮されることになったのです。

黒川看護師は、そのような妻の思いに沿って、「お嬢さんには北村さんとの最期の時間がもう少し必要かもしれません」と、父親との別れの時間が娘にとって必要なこと、長男に関しては北村さんの父親としての役割から「息子に会いたいのでは」と伝え、妻の決定を支えようとしています。このことは妻が自分の意見を押し殺したととらえるのではなく、母親として父親を思う子どもの思いを尊重し、受け入れたと考えることができるでしょう。

　妻という役割から北村さんの最期を考えていたのですが、母親としての役割を遂行して、子どもたちの意見と妻としての意見を調整するという、妻が主体的に意見の違いについて対処したのだといえます。

　黒川看護師は、家族がそれぞれの思いを言葉にして、相手に伝える場をつくる役割を担い、夫の安楽を願いつつも子どもの思いを叶えるように、妻の考えの変化を導く援助を行ったと考えられます。

◆このケアの評価◆

　患者を抱える家族には、さまざまな軋みが発生します。それは、長年一緒に暮らしてきた家族だからこそ、発生する軋みもあるでしょう。

　北村さんに対する家族の考えが違うのは、その人が担っている役割が違うためで、妻は長女と思いを言葉で交換し、妻という立場での思考から母親として子を思う思考に変化することができたといえるのではないかと考えます。

　延命における意思決定は、刻々と変わる患者の状態によって家族の考えも変化するものです。黒川看護師はこのことを踏まえ、患者の状況に応じて、家族それぞれが自分の意見を述べ、家族自らが意見の調整をできるように援助したと考えられます。

3）家族の一員としての〈患者の身体〉と延命治療の選択への支援

　黒川看護師は妻が延命への最後の意思決定をするときに、「お嬢さんには北村さんとの最期の時間がもう少し必要かもしれません」と述べて

いXます。これは、すでに延命への意思決定を自分ではできない北村さんと長女との関係性を考慮した言葉となっています。

　ここで北村さんの生命を延長することは、父と娘という関係性を継続させていくことであり、北村さんにとっても父親の役割を行うことができることです。

　呼吸器をつけている患者に対して、「生かされていてかわいそう」という言葉を耳にします。意識がなく器械や薬剤によって延命を行うことを「生かされる」ととらえことは、身体はいろいろな部分が集まったロボットと同じ集合体であるという、単純な見方をしていると考えられています[5]。

　一方、身体は単に手や頭や内臓などの集合としての物体ではなく、部分の集合以上にその人を全体的な存在ととらえると、北村さんの家族にとっての延命の意味がより鮮明となるのです。

　北村さんの身体は人工呼吸器によって生かされている物体ではなく、父親として家族の一員として社会的な環境と関係している身体であるのです。

　長女が「自分で呼吸できなくてもまだ温かい。一緒にいたい。兄のいない間にパパの最期を決めたら責められる」と、北村さんの生を望み、その望みをいくらかの時間でもかなえられる手立てを医療がもっているのであれば、両者のよりよい生のために延命治療は必要であったと考えていいのではないでしょうか。

◆このケアの評価◆

　生物学者のベルタランフィー[6]は「全体は部分の集合以上ものである」という全体論（システム理論）を提唱しました。この考え方は人間の身体を部分の集合として考えてきた（人間機械論）デカルト以来の考え方を大きく修正し、看護にも積極的に取り入れられました。

　延命治療の選択のときに、処置をするかしないかという単なる身体の死だけではなく、その家族にとっての関係性から考えると、延命治療は

単に無機質に生命を引き延ばしているのではないことがわかります。黒川看護師は北村さんが人工呼吸を行うことで、家族という小集団の中で生きることに意味を見出す援助を行ったといえるのではないでしょうか。

3. この事例のリフレクションから学べること

①患者の延命処置を行うかどうかの意思決定が家族に求められたときに、家族のそれぞれが患者との関係性によって考えが違うことを考慮して、家族をアセスメントすることが必要です。

②家族が行う延命治療に対する意思決定は、患者の状況によって変化します。そのため、患者の状態が比較的安定しているときから家族とかかわり、家族がそれぞれの思いや考えを相互理解できる場をつくり、刻々と変わる状況に対応できる調整力を家族自身がもつことができるように支援することが重要です。

③延命治療に対する考え方は単に身体を生かすだけではなく、家族内の関係性を含めて考えることによって、患者にも家族もより質の高い生活を支援することができます。

引用・参考文献

1）森山美知子：ファミリーナーシングプラクティス；家族看護の理論と実践，医学書院，2001.
2）ラブキン・ラーセン：クロニックイルネス──人と病の新たなかかわり，黒江ゆり子監訳，医学書院，p.21-41，2007.
3）前掲書1）．
4）川島孝一郎：終末期の判断と終末期医療の方針決定，インターナショナルナーシングレビュー，31（2），p.21-28，2008.
5）前掲論文4）．
6）フォン・ベルタランフィー：一般システム理論──その基礎・発展・応用，長野敬・太田邦昌訳，みすず書房，1973.

索引

おわりに

リフレクションを語るとき、私にも１つの経験があります。

２人の娘が小学校３年生と１年生の秋、私の看護師としての第２の出発がありました。ちょっとしたきっかけから、専業主婦からふたたび白衣を着ることになったのでした。当初はパートタイムでしたので、常勤の仲間が先に昼食に行き、私はいつも残り番でした。内科病棟の廊下をもう２人の残り番の看護師と行き来しながら「看護って面白い」と実感したことが昨日のことのように思い出されます。

この病棟の一室に50代の乳がんの竹内さん（仮名）が入院していました。面倒見のよい方で、同室の高齢者のお世話などをしてくれました。

竹内さんは入退院を繰り返し、最後は輸血などの治療はしたくないとの意思を示しました。私たちはどんどん病状が変化し、気難しくなっていく竹内さんに戸惑っていました。竹内さんはベッド上の生活となっても、何とか生きる希望をもってほしいと願い、屋上に空を見に行くという援助を行いました。空の色を昨日、今日と見比べて、明日はどんな色かなと「明日」という時間を感じてほしかったからです。車椅子に乗って空を眺める竹内さんの姿と「明日も来たい」との言葉が、今も宝物のように私の心に残っています。

私にとって竹内さんとの出会いが看護師としての基盤になりました。竹内さんはなぜ、あんなに気難しくなったのか、あの時期になぜ治療を拒んだのか、「空を見に行く」という行為が看護であったのかどうかな

ど、ずっと考え続け、そして、ある機会に竹内さんへの援助を一定のプロセスを用いて振り返ることができました。それから、何かあるたびに竹内さんへの看護を思い出して、看護とは何かを問い、自分の「核となる事例」があることが看護師である自分を支え、また、次のケアへと発展していくことに気がつきました。

　本書はこのような私の経験が基盤となり、既存の知識を得るだけではなく、経験から学ぶことによって得られる看護の確かさや誇りを、多くの仲間と共有したいという願いから生まれました。

　本書の第1部は「臨床看護」（2009年1月号）に掲載された2本の論文を大幅に加筆修正し、新たに「リフレクションの歴史的背景」を加えたものです。この号には「看護の知・発見　看護の核の掘り起こし──その意味と方法」という特集が組まれています。看護師が生き生きと実践をしていくための証として「核となる事例の掘り起こし」を行い、「認識と実践の一貫性を経て、自らの経験から概念化していくこと」を目的に陣田泰子先生（聖マリアンナ医科大学病院・ナースサポートセンター長）が企画され、その一端を私に担わせてくださいました。「経験から学ぶ」ことが共通のキーワードであり、つたない後進の私にとって勇気のいる論文でしたが、今まさに考えて実践していることを言葉にしておきたい一心で書き上げました。この出会いにも心より感謝申し上げます。

　現在、私は臨床での看護継続教育の担当者として、駿河台日本大学病

院の仲間と1つの事例を半年から10か月かけて振り返る取り組みを続けています。今回、この本のために事例を快く提供してくれた仲間に改めて感謝いたします。仲間と事例を検討する時間は、緊張とわくわくした気持ちが交互にやってくる時間であり、複雑に絡まった毛糸だまから一本の糸がスーと引き出せるような心地よい瞬間を得ることができる時間でもあります。みんな、これからも一緒にね、という気持ちでいっぱいです。

　そして、これまで私にさまざまな示唆を与えてくださった日本赤十字看護大学教授の河口てる子先生はじめ、多くの看護の先達・友人に改めて感謝の意を表したいと思います。多くの先達・友人のおかげで看護を学ぶことができました。これは私自身が豊かに生きることにつながっており、このことをまた、臨床で働く看護師と分かち合っていきたいと思っています。

　また、日本赤十字看護大学学部長・教授の川島みどり先生に推薦のことばをいただくことができ、望外の喜びとなりました。著書や講演会などを通して、川島先生をひそかに看護の師と仰いでおりました。実践を通して看護を探究しそれを自分の言葉で表現する大切さと、ケアは私たち1人ひとりの手から創り出され、手のぬくもりを通して、ケアを必要とされる人々に伝わるのだと教示をいただいてきたように思います。ここに改めて先生にお礼を申し上げます。

最後になりましたが、ライフサポート社代表の佐藤信也様にはこのような機会をいただき心よりお礼申し上げます。この本を世に問うことができることが奇跡に思えるほど、リフレクションを言葉で伝えることは困難な道のりであり難産でした。その一方で、看護師たちの実践を伝えたいという強い思いを汲み取っていただき、その時どきにおいて的確なアドバイスと励ましをいただきました。

　同じくライフサポート社の髙木里奈様には細やかに編集の労にあたっていただきました。時に独りよがりになりがちな私の文章を最後まで丁寧に読んでいただき、微妙な表現にまで配慮していただきました。心よりお礼申し上げます。

2009 年 6 月
木々の緑が深まるうす曇の日に
東めぐみ

第2部　事例提供

事例1　　本田瑞恵（駿河台日本大学病院）

事例2　　藤田佳代子（駿河台日本大学病院）

事例3　　中川友子（駿河台日本大学病院）

事例4　　桑原理恵（駿河台日本大学病院）

事例5　　中野美穂（駿河台日本大学病院）

事例6　　著者

事例7　　著者

事例8　　竹田久美子（駿河台日本大学病院）

事例9　　著者

事例10　坊木春香（元駿河台日本大学病院）

事例11　田木久美子（元駿河台日本大学病院）

＊なお、事例内容については個人が特定できないように、名前や病名などに
　変更を加えてあります。

東 めぐみ

順天堂大学保健看護学部成人看護学教授／同大学院医療看護学研究科慢性看護学教授

慢性疾患看護専門看護師、認定看護管理者。
日本赤十字看護大学大学院看護学研究科博士課程修了（看護学博士）。駿河台日本大学病院内科循環器科病棟看護師、教育担当師長、JMA東埼玉総合病院看護科長、東京都済生会中央病院人材育成センター長代理、日本赤十字北海道看護大学教授（成人看護学）を経て現職。看護師が自分たちの何気ない看護に意味や価値を見出し、生き生きと看護を実践するためのサポートや研究に携わりつつ、「患者教育研究会」（代表：河口てる子氏）のメンバーとして糖尿病看護に関する研究活動を行っている。また、実践者として糖尿病をもちながら生活している人びとへの支援に取り組んでいる。著書に『慢性看護の患者教育』（共著、メディカ出版）『経験から学ぶ看護師を育てる　看護リフレクション』（医学書院）など。歌人として2冊の短歌集も出版している。

本書は発行元がライフサポート社から照林社へ変更しました。2022年9月10日初版第10刷発行の『看護リフレクション入門』と同一の内容です。

プラスワンBOOKS

看護リフレクション入門
経験から学び新たな看護を創造する

2024年2月25日　第1版第1刷発行	著　者　東　めぐみ
	発行者　有賀　洋文
	発行所　株式会社照林社
	〒112-0002
	東京都文京区小石川2丁目3-23
	電　話　03-3815-4921（編集）
	03-5689-7377（営業）
	https://www.shorinsha.co.jp/
	印刷所　株式会社シナノ パブリッシングプレス
	装　丁　大下賢一郎

検印省略（定価はカバーに表示してあります）
ISBN978-4-7965-8102-8
Ⓒ Megumi Higashi/2024/Printed in Japan